Ressourcenaktivierend pflegen

Ressourcenaktivierend pflegen

Daniel Oster

Daniel Oster

Ressourcenaktivierend pflegen

Das Zürcher Ressourcen Modell (ZRM®) für Pflegefachpersonen

Mit einem Geleitwort von Maja Storch

hogrefe

Daniel Oster. B.A. Soziale Arbeit, Gesundheits- u. Krankenpfleger, Rettungsassistent, zertifizierter Business Coach und zertifizierter ZRM®-Trainer.
E-Mail: info@daniel-oster.com

Bibliografische Information der Deutschen Nationalbibliothek
Die Deutsche Nationalbibliothek verzeichnet diese Publikation in der Deutschen Nationalbibliografie; detaillierte bibliografische Daten sind im Internet über http://www.dnb.de abrufbar.

Anregungen und Zuschriften bitte an:
Hogrefe AG
Lektorat Pflege
z. Hd.: Jürgen Georg
Länggass-Strasse 76
3000 Bern 9
Schweiz
Tel: +41 31 300 45 00
E-Mail: verlag@hogrefe.ch
Internet: http://www.hogrefe.ch

Lektorat: Jürgen Georg, Swantje Kubillus, Nicole Hässlich, Michael Herrmann
Herstellung: René Tschirren
Umschlagabbildung: fotolia/s_l
Umschlag: Claude Borer, Riehen
Zeichnung (Flussüberquerung): Michaela Ruhfus
Satz: punktgenau GmbH, Bühl
Druck und buchbinderische Verarbeitung: Finidr s. r. o., Český Těšín
Printed in Czech Republic

1. Auflage 2018

(E-Book-ISBN_PDF 978-3-456-95712-8)
(E-Book-ISBN_EPUB 978-3-456-75712-4)
ISBN 978-3-456-85712-1
http://doi.org/10.1024/85712-000

Inhalt

Für meine Frau Christina,
vielen Dank für deine großartige Unterstützung.

„Wenn du versuchst, es allen recht zu machen,
hast du sicherlich einen vergessen: DICH selbst!“
Daniel Oster

Geleitwort

Mit Freude schreibe ich dieses Geleitwort zu Daniel Osters Buch für Pflegepersonen. Es wird höchste Zeit, dass das Zürcher Ressourcen Modell für diese Berufsgruppe entdeckt wird. Wer sich der Pflege widmet, steht in einem ganz besonders herausfordernden Arbeitsfeld. Denn gerade das, was eine gute Pflegeperson für ihren Beruf auszeichnet – die überdurchschnittlich ausgeprägte Empathie – kann zur größten Gefahr für ihre Gesundheit werden. Wer viele Antennen für die Bedürfnisse anderer Menschen hat, der spürt auch genau, was andere brauchen. Und wenn dann noch ein starkes Pflichtgefühl dazukommt, dann ist es schnell passiert, dass die eigenen Interessen hintangestellt werden. Aber irgendwann ist der Akku leer, auch bei der stärksten Rossnatur. Wer heute im Pflegeberuf arbeitet, muss der Selbstpflege genau so viel Aufmerksamkeit widmen, wie der Pflege der Menschen, die auf Hilfe warten.

Daniel Oster hat selbst im Pflegeberuf gearbeitet, das merkt man diesem Buch an. Er kennt die Schlüsselsituationen, in denen man sich entscheiden muss – zwischen dem eigenen Wohl und dem Wohl anderer Menschen. Er beschreibt, wie schwierig es manchmal ist, mit dem schlechten Gewissen fertig zu werden, und wie lange es dauern kann, bis man für die eigenen Anliegen die richtigen Worte gefunden hat.

In gut verständlicher Sprache erleben wir anhand der Erlebnisse von Sabine und ihrer Kollegin ein ZRM-Seminar. Fachkräfte aus der Pflege werden viele Aha-Erlebnisse haben und sich oft wiedererkennen. Das Buch ist als Arbeitsbuch konzipiert, alle Schritte von Sabine lassen sich mit einem eigenen Thema nachvollziehen.

Ich wünsche mir, dass viele Pflegekräfte dieses Buch in die Finger bekommen und daraus für sich selbst Ressourcen entwickeln können, die ihnen helfen, ihren wichtigen und menschlich so unendlich anspruchsvollen Auftrag bei besten Kräften zu erfüllen.

Zürich, im Oktober 2017
Maja Storch

Wie so oft …

Kennen Sie auch diese eine Kollegin, die jeden Morgen voller Energie und Euphorie an die Arbeit geht? Der nichts schwerfällt, die neben der Patientenversorgung immer auch noch ein offenes Ohr für Probleme anderer hat? Die mal wieder am Wochenende einspringt, wenn die Not groß ist? Die sich auf die Weihnachtsfeier freut, weil sie sich dort mit Kolleginnen und Kollegen auch außerhalb der Arbeitszeit treffen kann? Und die jeden Morgen um Viertel vor sechs bei der Übergabe mit einem Lächeln dasitzt, weil sie sich auf die tollen Erlebnisse und Begegnungen mit den Menschen und den Herausforderungen in der Frühschicht freut? Ich war auch mal eine dieser Krankenschwestern.

Gerade zu Hause angekommen, geschafft vom Frühdienst, habe ich schon wieder dieses komische Gefühl im Bauch. Ich weiß nicht so genau, wie ich das erklären soll. Irgendwie habe ich das Gefühl, etwas verändern zu müssen. Liegt es vielleicht daran, dass ich heute meinen zwölften Tag am Stück gearbeitet habe? Vielleicht hat es aber auch etwas damit zu tun, dass heute Chefarztvisite war und das den ganzen Arbeitsablauf verschoben hat. Oder könnte es sein, dass ich dieses Bauchgefühl habe, weil ich es schon wieder nicht geschafft habe, im Dienst etwas Vernünftiges zu essen?

Ich werde vom Klingeln des Telefons aus meinen Gedanken gerissen. Stationsschwester Gaby ist am Telefon. Sie erklärt mir, dass Karin gerade angerufen hat, um sich krank zu melden, und fragt, ob ich am Wochenende die beiden Frühdienste übernehmen könnte. Sie würde auch dafür sorgen, dass ich dann am darauffolgenden Wochenende frei bekäme. Was soll ich machen? Natürlich sage ich zu, auch wenn ich mich schon auf das freie Wochenende gefreut habe. Zum Glück habe ich ja am Montag noch frei. Es kommt mir vor, als würden ich, und vielleicht noch die eine oder andere Kollegin, alleine auf der Station arbeiten. Wenn ich auf meinen Dienstplan schaue, dann habe ich jetzt schon, Mitte des Monats, 65 Überstunden. Ich weiß, ich weiß, ich bin ja selber schuld. Aber irgendwie kann ich auch nicht nein sagen, wenn ich angerufen werde, um im Krankheitsfall eine Kollegin oder einen Kollegen zu vertreten. Schon oft haben mir Freunde gesagt, ich soll beim nächsten Anruf einfach sagen, sie sollen jemanden anderen anrufen, da ich ansonsten immer diejenige sein werde, die einspringt. Aber ich bekomme es irgendwie nicht hin. Ich meine, ich bin ja nicht die einzige, die Überstunden hat. Wenn ich jedoch darüber nachdenke und in mich hineinhorche, dann merke ich, dass ich einfach mal froh wäre, in einem Monat keine Überstunden zu machen.

Naja, ich lege mich jetzt erst mal kurz auf die Couch, um mich etwas vom Frühdienst zu erholen. Gemütlich auf der Couch liegend blättere ich gedankenverloren in der Zeitung und lese die Überschrift: „Müssen Pflegende bald selbst gepflegt werden?“. Noch in der Ausbildung scherzte ich mit meiner Freundin Franzi über diese Vorstellung. Wir machten uns darüber lustig: „Wir werden wohl steinalt sein, bis wir in Rente gehen können.“ Und Franzi fügte hinzu: „Dann kommen wir morgens zum Frühdienst und bevor wir anfangen, die ersten Patienten zu waschen, müssen wir uns erst mal gegenseitig eincremen, um die Gelenke zu ölen. Die Pflegewägen werden gleichzeitig als Rollatoren genutzt, damit wir uns überhaupt bewegen können.“ Sie hatte dann immer einen regelrechten Lachflash. Wir fanden das irre komisch, obwohl es eigentlich gar nicht zum Lachen ist.

In dem Artikel steht, dass Pflegeberufe im deutschsprachigen Raum sehr angesehene Berufe sind und dass sie in der Gunst der potentiellen Berufseinsteiger auf Platz zwei, direkt hinter Feuerwehrmann, liegen. Kranken- oder Altenpflege ist in vielen Köpfen mit diversen spannenden Erlebnissen verknüpft – Notfällen, lebensrettenden Maßnahmen, Betreuung, Beistand, helfenden Händen, einfühlsamen Gesprächen, medizinischem Interesse oder traurigen, aber auch glücklichen Momenten. Schon immer gab es Menschen, die anderen in schwierigen Situationen oder Zeiten der Krankheit zur Seite standen und ihnen geholfen haben. Dennoch ist immer wieder und zunehmend die Rede vom Pflegenotstand. Als Pflegenotstand wird der aktuelle Personalmangel im Pflegebereich bezeichnet, der in Zukunft noch ein weitaus größeres Ausmaß annehmen wird. Egal ob im Internet oder in Fachzeitschriften, von „Pflegenotstand“ ist momentan überall zu lesen. Durch den demographischen Wandel werden immer mehr Menschen auf Pflege angewiesen sein. Im Jahr 2013 lag die Zahl der 65-Jährigen und noch Älteren in Deutschland bei 17 Millionen Personen. Das sind ungefähr 21 Prozent der deutschen Bevölkerung. Eine Hochrechnung ergab, dass die Zahl bis 2060 auf 34 Prozent ansteigen wird (vgl. Statistisches Bundesamt, 2009). Damit wäre jeder vierzehnte Einwohner potentiell pflegebedürftig. Eine weitere Berechnung ergab, dass bereits im Jahr 2030 zirka 3,4 Millionen Menschen in Deutschland pflegebedürftig sein werden (vgl. Paff, 2008). Derzeit werden zirka 2,9 Millionen Menschen gepflegt (vgl. Rottländer, 2017).

Ich schlucke und merke, dass ich einen Kloß im Hals habe. Jetzt, wo ich darüber nachdenke: Es ist mir schon aufgefallen, dass sich die allgemeine Situation im Krankenhaus verändert hat. Aber dass es wirklich so schlimm werden könnte, damit habe ich beim besten Willen nicht gerechnet. Bereits jetzt berichten mehr als die Hälfte der Pflegeunternehmen von einem spürbaren Fachkräftemangel. Der nächste Absatz des Zeitungsartikels beruhigt mich ein wenig: „Es lässt sich vermuten, dass die Pflegeberufe nicht aussterben oder in Zukunft Rationalisierungen zum Opfer fallen werden und auch nicht von Robotern ersetzt werden können, denn Pflege bedarf menschlicher Ansprache. Natürlich bleibt dieser Beruf immer noch ein angesehener. Die Berufe in der Pflege (ob Kranken-, Alten- oder Kinderkrankenpflege etc.) sind wertvolle Tätigkeiten, vielleicht sogar die wertvollste Tätigkeit, die ein Mensch einem ihm meist unbekannten anderen Menschen zukommen lassen kann."

Ich lege die Zeitung zur Seite und schließe meine Augen, um mich etwas auszuruhen. Aber meine Gedanken drehen sich weiter um diesen Artikel in der Zeitung, und ich merke, dass dieses komische Bauchgefühl immer noch da ist.

Mir geht gerade einiges durch den Kopf. Wie wird das wohl noch werden mit dem Pflegenotstand? Wieso habe ich eigentlich so ein komisches Bauchgefühl, wenn ich an die Arbeit denke? Wann wird sich endlich etwas ändern? Und warum schaffe ich es eigentlich nicht, nein zu sagen?

Warum mache ich nicht einfach das, was ich möchte? – Weil es für mich gar nicht so einfach ist, das zu tun, was ich wirklich möchte. Und es ist noch schwieriger, zwischen dem zu unterscheiden, was ich wirklich möchte, und dem, was andere meinen, was gut für mich sei. Eigentlich glaube ich, dass dieses Bauchgefühl, das ich habe, nur vorübergehend ist. Aber irgendwie verschwindet es nicht. Selbst jetzt, wo ich doch entspannt auf der Couch liege, frage ich mich, warum ich nicht mehr so glücklich mit meiner Arbeit bin, wie ich es noch am Anfang meiner Berufstätigkeit war.

So sehen die Gedanken von Sabine aus.

Es ist Freitagmittag. Sabines Freund Chris kommt gerade zur Tür herein und setzt sich zu ihr auf die Couch. Er erzählt ihr, dass ihre gemeinsamen Freunde Thomas und Anja heute Abend mit ihnen essen gehen möchten und sie danach noch für einen Cocktail in die Stadt fahren wollen. Abende mit Chris und Thomas dauern meist länger, denkt sich Sabine. Sie erklärt Chris, dass sie morgen wieder mal Frühdienst hat, weil sie diejenige sein wird, die für Karin einspringt. Zum Abendessen würde sie mitkommen, sagt sie, aber danach am liebsten wieder heimfahren, um rechtzeitig im Bett zu sein. Chris hat schon länger kein Verständnis mehr, wenn Sabine mal wieder für ihre Kollegen einspringt. Er wirft ihr vor, keine Zeit mehr für ihn zu haben, dass sie sich durch den Schichtdienst nur noch selten sehen würden, dass er unglücklich sei und merke, dass es auch ihr mit der Situation nicht gut gehe. Mit genau solch einer Reaktion von Chris hat Sabine gerechnet. Traurig und etwas eingeschüchtert beschließt Sabine, heute Nachmittag nichts mehr zu unternehmen und stattdessen gemütlich auf der Couch TV zu schauen, obwohl noch die Wäsche zu machen wäre und sie eigentlich auch noch einkaufen müsste. Sie liegt auf der Couch, müde vom Frühdienst, genervt von Chris' Reaktion und mit schlechtem Gewissen, die häuslichen Aufgaben liegengelassen zu haben. Und alles nur wegen der Krankheitsvertretung und der Tatsache, dass sie am Telefon nicht nein gesagt hat. Der Abend verläuft schließlich für Sabine wie geplant. Sie geht mit zum Abendessen, fährt dann aber relativ früh nach Hause, geht ins Bett und schläft sich aus für den nächsten Frühdienst.

Nach dem Frühdienst am Samstag telefoniert Sabine mit ihrer Freundin Maren. Sie fängt an, vom vorangegangenen Tag zu erzählen. Sie erzählt von ihrem schwer einzuschätzenden Bauchgefühl, ihrer aktuellen Situation und dass sie nicht weiß, was sie machen soll. Maren berichtet ihr daraufhin von einem Seminar an der Uni, dass sie die

Woche zuvor besucht hat und in dem es um ein Selbstmanagement-Training ging. Es heißt Zürcher Ressourcen Modell (ZRM®). Was sie in der Informationsveranstaltung erfahren habe, sagt Maren, höre sich so an, als könne es Sabines Situation positiv verändern. Wenn sie interessiert sei, solle sie sich mal auf der Internetseite www.zrm.ch informieren. Maren berichtet, dass es um Situationen ging, in denen wir anders reagieren oder handeln, als wir es uns eigentlich vorgenommen haben. Dabei würden wir, so habe es der Seminarleiter erklärt, besonders in Stresssituationen oft auf automatische oder scheinbar unverständliche Verhaltensweisen zurückgreifen. Mit dem Selbstmanagement-Training des Zürcher Ressourcen Modells könne man lernen, das eigene Fühlen und Verhalten besser zu steuern und in gewünschter Weise zu verändern.

Sabine ist sofort interessiert und informiert sich nach dem Telefonat im Internet über das ZRM®. Sie findet auch gleich in ihrer Nähe ein Seminar, sogar extra für Pflegekräfte, das bereits kommenden Monat stattfinden soll. Sie meldet sich direkt online an und ist gespannt, was an den beiden Tagen auf sie zukommen wird. Endlich spürt sie seit langem wieder eine wärmende Energie in sich aufsteigen. Schon jetzt freut sich Sabine auf das Seminar, und ein erwartungsvolles Lächeln breitet sich auf ihrem Gesicht aus.

Am nächsten Morgen erzählt Sabine ihrer Freundin und Kollegin Franzi im Frühdienst, dass sie sich zu einem ZRM-Seminar im nächsten Monat angemeldet hat. Sabine fragt, ob sie Lust habe mitzukommen. „Sieh es doch einfach als Versuch. Erst neulich hast du mir erzählt, dass du dir, wenn du zu Hause bist, Gedanken machst, ob du alles auf der Arbeit erledigt hast, und dass dich die Gedanken zu dem einen oder anderen Patienten nicht loslassen. Oder du stöhnst darüber, dass du dir in deiner Freizeit zu viele Gedanken über die Arbeit machst. Lass uns zusammen hingehen“, fordert Sabine sie auf.

Natürlich kommt Franzi mit, schließlich hört sich das, was Sabine ihr erzählt hat, wirklich überzeugend an. Glücklicherweise findet Franzi auch jemanden, mit dem sie ihren Dienst tauschen kann. Nach dieser Entscheidung flutscht der Frühdienst wirklich wie geschmiert, die Zeit vergeht wie im Flug, und die zwei sind richtig gut gelaunt.

Der Anfang eines jeden Ziels

Meine zwei wichtigsten Wegbegleiter

Der Wecker klingelt. Sabine dreht sich um und stellt ihren Handywecker im Halbschlaf und mit zugekniffenen Augen auf Schlummern. Sie hat sich noch nicht wieder ganz umgedreht, da klingelt erneut ein Wecker. Sabine stellt sich jeden Abend zwei Wecker, denn ihr ist es in der Ausbildung zur Krankenschwester einmal passiert, dass sie verschlafen hat. So etwas soll nie wieder vorkommen, und aus diesem Grund fühlt sie sich sicherer, wenn morgens zwei Wecker klingeln. Noch im Bett geht Sabine, wie jeden Morgen, im Kopf schon mal ihren Frühdienst durch: Heute kümmere ich mich als Erstes um Herrn Mueller, da Herr Ziglow aus dem Nachbarbett gestern fast eine Stunde vor dem Waschbecken gebraucht hat, um sich zu waschen. Das dauerte viel zu lange. Deswegen konnte sich Herr Mueller nicht einmal mehr vor dem Frühstück die Zähne putzen. Es nützt ja nichts, raus aus dem Bett, sagt Sabine zu sich selbst, als der Handywecker aus seinem Schlummer-Modus erwacht und schon wieder klingelt. Doch als sie auf die Uhr schaut, erschreckt sie. Es ist 6.45 Uhr. Ihr erster Gedanke: Verschlafen! Sie merkt, wie ihr Herz rast.

Doch dann fällt es ihr ein: Nein, stopp! Ich habe doch gar nicht verschlafen, heute ist doch das ZRM-Seminar. Ich muss gar nicht auf Station. Sabine merkt, wie ihr Herz wieder langsam runterfährt und wie sich eine positive Stimmung in ihr ausbreitet. Sie weiß gar nicht so recht, über was sie sich mehr freuen soll. Etwa darüber, dass sie heute und morgen endlich einmal frei hat und nicht auf Station muss, oder dass sich etwas durch das Seminar positiv verändern könnte. Vielleicht kann sie danach wieder mit mehr Freude an die Arbeit gehen und ist zu Hause gelassener.

Heute habe ich frei und besuche ein Seminar, mit dem ich etwas verändern kann. Ich muss gar nicht abwägen, was besser ist, denn heute ist alles gut, sagt sie zu sich selbst. Sabine steht auf, macht sich im Badezimmer fertig, geht zur Küche und trinkt in aller Ruhe ihren geliebten Kaffee. Bis zu ihrer Ausbildung machte sich Sabine nichts aus Kaffee, aber irgendwie trinkt jeder im Krankenhaus Kaffee. So probierte sie dieses, wie sie heute findet, köstliche Heißgetränk und ist mittlerweile ein Mitglied der Kaffeetrinkerfraktion.

Zum Glück hat es Sabine nicht weit bis zu dem Tagungshotel, in dem das ZRM-Seminar stattfindet. Auf dem Weg dorthin holt sie Franzi mit dem Auto von zu Hause ab und wundert sich über sich selbst, weil sie vor Freude laut vor sich hin pfeift.

Im Seminarraum angekommen stellt Sabine fest, dass sich noch fünf weitere Teilnehmende, inklusive Franzi, für dieses Seminar angemeldet haben. „Sind das alles Krankenschwestern und Krankenpfleger? Haben sie etwa alle dasselbe, oder ein ähnliches Problem wie wir?", fragt sie sich. Der Seminarleiter begrüßt die Teilnehmenden: „Ich freue mich, euch heute hier im Hotel zum ZRM-Seminar begrüßen zu dürfen. Ich werde euch in den nächsten zwei Tagen etwas Neues zeigen, das euch Sicherheit im Umgang mit den Herausforderungen in eurem Job gibt. Damit werdet ihr zufriedener und erfolgreicher in eurem Berufsalltag sein." Danach erklärt er den Seminarablauf und beginnt sofort mit dem ersten Thema.

Er erklärt, dass der Mensch mit seinem hochentwickelten Gehirn über zwei unterschiedliche Bewertungssysteme verfügt. Mit einem Beispiel macht er dies deutlich: Rennfahrer René fährt mit Vollgas auf der Autobahn. Wow, was für ein irres Gefühl, als könnte ich fliegen, einfach klasse, denkt er. Es gibt jedoch noch eine andere Stimme, die zu ihm spricht: René, bist du verrückt? Wenn du so schnell fährst, kann eine Menge schiefgehen. Du könntest dich verletzen, wenn nicht sogar Schlimmeres passiert. René muss sich entscheiden: Möchte er Spaß und Action oder vernünftig sein und ein geringeres Risiko eingehen? Aber offenbar ist es gar nicht so einfach, zu wissen, was man wirklich will.

Diese Schwierigkeit, sich zu entscheiden, kommt von den zwei unterschiedlichen Bewertungssystemen des Menschen, erklärt der Seminarleiter. Auch anatomisch sind diese beiden Bewertungssysteme im menschlichen Gehirn an unterschiedlichen Stellen aufzufinden. Sie werden Verstand und Unbewusstes genannt, letzteres wird auch als emotionales Erfahrungsgedächtnis bezeichnet. Um Entscheidungen zu treffen, stehen uns diese beiden Systeme zur Verfügung. Allerdings arbeiten sie in vielerlei Hinsicht sehr unterschiedlich. Auf dem Flipchart hat der Seminarleiter eine Tabelle aufgezeichnet, anhand derer Sabine und die übrigen Teilnehmenden die Unterschiede in den Arbeitsweisen deutlich erkennen können.

	Verstand	**Emotionales Erfahrungsgedächtnis/Unbewusstes**
Arbeitstempo	langsam	schnell
Kommunikationsmittel	Sprache (präzise Argumente)	somatische Marker (diffuse Gefühle)
Bewertungskategorie	richtig/falsch	mag ich/mag ich nicht

Quelle: Storch, M. & Krause, F. (2014). Selbstmanagement – ressourcenorientiert (5. erw. u. vollst. überarb. Aufl.). Bern: Verlag Hans Huber. S. 52–60.

Anhand der Tabelle kann Sabine sehen, dass der Verstand und das emotionale Erfahrungsgedächtnis ein unterschiedliches Arbeitstempo haben. Das emotionale Erfahrungsgedächtnis ist rasend schnell. So erfolgt seine Bewertung innerhalb von 200 bis 300 Millisekunden, nachdem ein Reiz wahrgenommen wurde. Der Verstand hingegen ist das langsamere System von beiden. Er braucht wesentlich länger, um eine Situation zu erfassen und zu beurteilen.

„Den Verstand kennen wir alle. Wir brauchen ihn, um Dinge zu planen, Aufgaben zu berechnen und um Vor- und Nachteile abzuschätzen", erklärt der Seminarleiter.

„Der Verstand hat einen erheblichen Vorteil. Denn haben wir eine Sache mit dem Verstand analysiert, können wir diese Ergebnisse in klare Worte fassen. Zum Beispiel René: Er hat sich dafür entschieden, langsamer zu fahren, da die Wahrscheinlichkeit, bei schnellem Fahren einen Unfall zu bauen, höher ist. Das sagt ihm sein Verstand. Der Verstand sitzt neurologisch betrachtet im präfrontalen Kortex." Präfrontaler Kortex? Das habe ich doch schon einmal gehört, erinnert sich Sabine. Im Anatomieunterricht. Ja genau, der sitzt doch direkt hinter der Stirn.

Das Arbeitstempo des Verstandes ist zwar sehr langsam, aber wenn der Verstand eine Situation begriffen hat, dann ist er mittels Sprache in der Lage, Auskunft darüber zu geben. Es dauert, wenn er schnell ist, zirka 900 Millisekunden, bis er etwas begriffen hat. Manchmal dauert es sogar Stunden, Tage oder Wochen. Für unser soziales Leben ist der Verstand ein wichtiges System, da er uns ermöglicht, Regeln in einer Gesellschaft aufrechtzuerhalten. Er bewertet Dinge mit richtig oder falsch.

Auf der anderen Seite arbeitet das emotionale Erfahrungsgedächtnis sehr schnell, kann dafür aber die Dinge nicht beim Namen nennen und muss somit ohne Worte auskommen. Der Seminarleiter erklärt, dass das emotionale Erfahrungsgedächtnis gar keine Sprache braucht, da es sich durch somatische Marker beziehungsweise Körperempfindungen oder Gefühle artikuliert. Der Ausdruck somatischer Marker ist vom griechischen Wort „soma" – gleich „Körper" – abgeleitet und stammt von dem Neurowissenschaftler Antonio Damasio. Dieser erkannte, dass körperliche oder emotionale Signale durch diffuse Gefühle wahrgenommen werden. Auch hierfür hat der Seminarleiter ein Beispiel: „Stellt euch vor, ihr sitzt an eurem freien Tag zu Hause gemütlich auf eurem Balkon. Ihr genießt die Sonnenstrahlen auf eurem Gesicht und lest vielleicht ein interessantes Buch. Das Telefon klingelt, ihr geht ran. Eure Stationsleiterin ist am anderen Ende. Sie fragt, ob ihr morgen einspringen könnt, da eure Kollegin krank geworden ist. Sofort (innerhalb von 200 Millisekunden) meldet sich das emotionale Erfahrungsgedächtnis bei euch mit einem unwohlen Bauchgefühl. Denn eigentlich habt ihr ja morgen frei und freut euch schon jetzt darauf, euer Buch weiterzulesen." – „Das kommt mir irgendwie bekannt vor", flüstert Sabine Franzi lächelnd ins Ohr. „Aber am anderen Ende des Telefons wartet ja die Stationsleiterin auf eine Antwort von euch", fährt der Seminarleiter fort. „Was sollt ihr jetzt antworten? Euer Bauchgefühl äußert sich sofort mit einem ‚Hmm' und einem leichten Ziehen in der Magengegend. Aber nur ‚Hmm' am Telefon zu sagen, geht ja nicht. Da das emotionale Erfahrungsgedächtnis keine Sprache hat, könnt ihr euer ‚Hmm'-Bauchgefühl nicht in klare Worte fassen. Also bringt ihr nur ein unwohles ‚Ja' über eure Lippen und ärgert euch darüber, dass ihr morgen wieder mal arbeiten müsst.

Wie man an diesem Beispiel sieht, bewertet das emotionale Erfahrungsgedächtnis Situationen nicht mit richtig oder falsch, sondern mit ‚mag ich'/weitermachen und ‚mag ich nicht'/aufhören. Dieses ‚Mag-ich' macht sich beispielsweise bei einer ‚Mag-ich'-Situation mit einem angenehmen Gefühl im Bauch bemerkbar. Bei einer ‚Mag-ich-nicht'-Situation kann sich zum Beispiel ein Ziehen im Bauch einstellen. Das emotionale Erfahrungsgedächtnis hat seinen Sitz in der Amygdala und arbeitet unbewusst, so dass es häufig vorkommt, dass seine somatischen Marker, so nennt man allgemein diese Bauchgefühle, nicht wahrgenommen und deshalb übergangen werden", erklärt der Seminarleiter weiterhin.

Sabine fragt sich, ob das vielleicht schon ihr Problem ist, diese somatischen Marker nicht richtig wahrzunehmen und deshalb immer wieder ja zu sagen, wenn sie angerufen wird, um einzuspringen. „Das emotionale Erfahrungsgedächtnis hat all unsere Lebenserfahrungen gespeichert und greift immer wieder auf diese zurück", fährt der Seminarleiter fort. Er berichtet davon, dass im emotionalen Erfahrungsgedächtnis ab der fünften Embryonalwoche Erfahrungen gespeichert werden.

„Sobald ihr vor einer Entscheidung steht, wird immer wieder in diesem Erfahrungsschatz danach gesucht, ob es in eurem Leben schon eine vergleichbare Situation gab. Wenn eine entsprechende Erfahrung bereits gemacht wurde, wird im zweiten Schritt darauf geschaut, ob sie gut oder schlecht war. War sie gut, schickt euch euer Unbewusstes positive somatische Marker. Habt ihr keine guten Erfahrungen mit dieser Situation gemacht, erhaltet ihr negative somatische Marker", erläutert er. „Bei einem positiven somatischen Marker sendet euch euer Körper einen Noch-mal-machen-Befehl. Bei einem negativen einen Nicht-mehr-machen-Befehl. Wie sich diese somatischen Marker äußern, ist von Mensch zu Mensch verschieden. Manche merken bei positiven somatischen Markern, wie sich ihre Mundwinkel nach oben verziehen, oder sie spüren ein herrliches Kribbeln im Brustbereich. Negative somatische Marker können sich als Ziehen im Bauch äußern. Andere haben weiche Knie, schwitzende Hände, einen trockenen Mund, oder ihre Nackenhaare richten sich auf. Dabei ist nicht so sehr von Belang, wie sich die somatischen Marker äußern, sondern vielmehr, dass sie wahrgenommen werden."

Das leuchtet mir ein, denkt sich Sabine. Die zwei Bewertungssysteme sind offensichtlich meine wichtigsten Wegbegleiter. Sie helfen mir, die richtigen Entscheidungen zu treffen. Sabine hat noch nicht ganz zu Ende gedacht, da sagt der Seminarleiter: „Um eine Entscheidung zu treffen, die mich zufrieden macht, müssen beide Bewertungssysteme mit ins Boot genommen werden und zusammenarbeiten. Erst ihr Zusammenwirken kann Zufriedenheit erzeugen.

Es gibt drei Arten des Zusammenspiels von Verstand und emotionalem Erfahrungsgedächtnis: die Selbstkontrolle, die Impulsivität und die Selbstregulation. Zur Selbstkontrolle: Hier unterdrückt der Verstand quasi das emotionale Erfahrungsgedächtnis. Er versucht, die Handlung so zu steuern, dass seine Bewertungsfunktion umgesetzt wird. Beispielsweise kann dies passieren, wenn ihr als Krankenschwester oder Altenpfleger einen absoluten Ekel davor habt, einen Patienten beim Erbrechen zu unterstützen, und ihr von euren somatischen Markern ein stark negatives Gefühl gesendet bekommt, ihr euch aber trotzdem zusammenreißt, um dem Patienten oder Bewohner zu helfen. Hier spricht man von Selbstkontrolle. Bei der Impulsivität hat das emotionale Erfahrungsgedächtnis die Oberhand. Es übergeht den Verstand und geht direkt in die Handlung über. Die Entscheidungen werden umgangssprachlich ‚direkt aus dem Bauch heraus' getroffen."

Der Seminarleiter hat auch hierfür ein Beispiel parat: Krankenschwester Anita mit impulsivem Charakter, die sofort an die Decke geht, wenn sie am Ende ihrer Schicht wegen einer Neuaufnahme länger bleiben soll. „Beide Versionen des Zusammenspiels von Verstand und emotionalem Erfahrungsgedächtnis haben Nachteile", fährt er fort. Nach einer impulsiven Reaktion trete häufig das Bedürfnis auf, sich zu entschuldigen: „Es tut mir leid, so wollte ich eigentlich gar nicht reagieren. Ich hoffe, ich habe dich nicht vor den Kopf gestoßen." Die Nachteile der Selbstkontrolle liegen laut Seminarleiter indessen darin, dass der Verstand die Handlungsimpulse des emotionalen Erfahrungsgedächtnisses hemmt. Das ist extrem anstrengend und energieaufwändig.

Der Seminarleiter lächelt: „Im ZRM-Seminar arbeiten wir mit der dritten Variante des Zusammenspiels, der Selbstregulation. Bei der Selbstregulation geht es darum, dass der Verstand und das emotionale Erfahrungsgedächtnis in mehreren Feedbackschleifen aufeinander abgestimmt werden. Bei diesem lebendigen und dynamischen Prozess wird keines der beiden Systeme unterdrückt oder übergangen. Denn beide werden auf ein und dasselbe Ziel hin synchronisiert. Der Vorteil von Selbstregulation ist, dass Absicht und Handlung nachhaltiger umgesetzt werden, da das emotionale Erfahrungsgedächtnis die Absichten der Handlung unterstützt. Außerdem ist das emotionale Erfahrungsgedächtnis extrem zuverlässig und weniger störanfällig als der Verstand."

Der Seminarleiter erklärt weiterhin, dass im Rahmen der Forschung zum Zürcher Ressourcen Modell ein Verfahren entwickelt wurde, mit dem der Konflikt zwischen unterschiedlichen Bewertungen von Verstand und emotionalem Erfahrungsgedächtnis aufgelöst wird und eine Absicht in der Selbstregulation durchgeführt werden kann. „Und wie dies geschieht, könnt ihr nach dem nächsten Kurzreferat selbst erleben," sagt er abschließend.

Sabine ist schon ganz gespannt auf das Referat, denn das, was sie bis jetzt gehört hat, klingt wirklich einleuchtend. Sie geht das Ganze noch einmal im Kopf durch: zwei Bewertungssysteme, Verstand und emotionales Erfahrungsgedächtnis beziehungsweise Unbewusstes, und drei Varianten des Zusammenspiels, wobei das Zürcher Ressourcen Modell die Selbstregulation favorisiert. Jetzt geht es auch schon weiter. Auf dem Flipchart steht die Überschrift: „Die Flussüberquerung". Ich frage mich nur, aus welchem

Grund die anderen Teilnehmenden hier im Seminar sitzen. Wir haben noch gar keine Vorstellungsrunde gemacht, wundert sich Sabine. Ich weiß gar nicht, mit wem ich es hier zu tun haben. Aber vielleicht kommt das ja noch, und außerdem kenne ich ja schon jemanden: Franzi.

Was hat Pflege mit einer Flussüberquerung zu tun?

Der Seminarleiter beginnt, wieder zu erzählen: „Ich habe euch bereits etwas über unsere zwei Bewertungssysteme erzählt. Bevor ich nun das Thema des nächsten Referats vorstelle, möchte ich die Bewertungssysteme anhand einer Situation noch deutlicher machen.

Stellt euch vor, ihr macht einen Spaziergang im Wald. Während ihr so daher schlendert, seid ihr in Gedanken bei einem bestimmten Thema, beispielsweise denkt ihr über euren nächsten Urlaub nach. Plötzlich zuckt ihr zusammen, da ihr aus dem Augenwinkel am Wegesrand einen Umriss wahrgenommen habt, der wie eine Schlange aussieht. Euer Herzschlag beschleunigt sich, in eurer Magengrube spürt ihr einen Druck, und ihr merkt, dass sich eure Nackenhaare aufrichten. Dies sind Reaktionen, die abgelaufen sind, bevor ihr auch nur eine Sekunde bewusst über diese Situation nachgedacht habt. Euer unbewusst arbeitendes emotionales Erfahrungsgedächtnis hat eine erste Situationsanalyse vorgenommen und eurem Körper Alarm- und Fluchtsignale gesendet. Die Informationen, die ihr nun hinsichtlich der Schlange habt, sind bis hierhin sehr schnell abgerufen worden. Jedoch könnt ihr diese Informationen nicht klar äußern, da sie noch sehr diffus sind. Eigentlich wisst ihr noch gar nicht so genau, um was es sich eigentlich handelt. Ihr wisst nur, dass dort irgendetwas Verdächtiges am Wegesrand herumliegt, das aussieht wie eine Schlange und euch gefährlich werden könnte. Dann bleibt ihr stehen, dreht euren Kopf, schaut euch dieses Etwas an, und euer Verstand schaltet sich ein, um ebenfalls eine Analyse der Situation durchzuführen. Euer Verstand, der die Ergebnisse der Analyse in Worte fassen kann, erklärt euch, dass die Umrisse, die ihr gesehen habt, nicht von einer Schlange stammen. Stattdessen sagt euch euer Verstand, dass dort am Wegesrand ein Ast liegt, der die Form einer Schlange aufweist. In diesem Fall hat sich das emotionale Erfahrungsgedächtnis geirrt. Sicherlich kennt ihr auch Situationen, in denen euer Gefühl die Situation völlig richtig eingeschätzt hat, aber der Verstand danebenlag, oder?

Im Zürcher Ressourcen Modell geht es darum, den Verstand und das emotionale Erfahrungsgedächtnis zu synchronisieren, um die richtige Entscheidung zu treffen“, erklärt der Seminarleiter weiter. Nun stellt er den Teilnehmenden das Rubikon-Modell vor.

„Es stammt ursprünglich von den beiden Motivationspsychologen Gollwitzer und Heckhausen. Maja Storch und Frank Krause, die Entwickler des Zürcher Ressourcen Modells, haben diese Darstellung einer Zielverwirklichung übernommen und sie um einen Schritt erweitert. Dieses erweiterte Modell nennen sie Rubikon-Prozess (s. S. 23). Der Rubikon-Prozess gibt einen Überblick über die verschiedenen Reifungsstadien, die ein Wunsch durchlaufen muss, bis der betreffende Mensch so weit mobilisiert, motiviert und aktiviert ist, dass er diesen Wunsch von seinem Ursprung an bis zur Realisierung des Ziels verwirklichen kann."

„Der Rubikon-Prozess ist insgesamt in fünf Phasen aufgeteilt. Angefangen mit Phase 1, einem unbewussten Bedürfnis oder Wunsch. Als Bedürfnis wird etwas bezeichnet, das jemand gerne haben möchte, ohne dass dies der Person zwingend bewusst sein muss. Dies ist beispielsweise der Fall, wenn jemand sagt: ‚Irgendwie ist alles komisch. Ich weiß aber nicht so richtig, was mit mir los ist.' Phase 2 wird als Motiv bewusst wahrgenommen, so dass jemand zum Beispiel sagen kann: ‚Ich möchte rauchfrei leben. Ich möchte im Job gelassener sein. Ich möchte mich bewusster ernähren.' Aber nur, weil jemand weiß, was er möchte, heißt das noch nicht, dass die Person auch schon in der Lage ist, zielrealisierend zu handeln. Denn nach den ersten beiden Phasen steht sie vor dem Rubikon. Der Rubikon ist ein Fluss in Norditalien, vor dem schon Julius Caesar stand und alle Für und Wider der Frage abwog, ob er Rom angreifen soll oder nicht. Er stand vor der Entscheidung, ob er den römischen Senat stürzen und sich damit selber zum Kaiser ernennen sollte. Im Prinzip hat er vor dem Rubikon einen Abwägeprozess durchlaufen. Er hat alle Risiken, Gefahren und Möglichkeiten abgewogen und sich dafür entschieden, über den Rubikon zu gehen. Caesar war fest entschlossen, sein Ziel zu erreichen. Dabei hat er die unbewussten Bedürfnisse und das bewusste Motiv miteinander in Einklang gebracht: Er hat sie synchronisiert."

Der Seminarleiter fragt in die Runde, ob jemand ein Beispiel aus dem Berufsleben für eine solche Situation kennt. Drei Plätze neben Sabine meldet sich ein Mann. Sabine schätzt ihn auf Ende 20, er trägt Dreitagebart und moderne Scheitelfrisur. Laut Namensschild handelt es sich um Paul. Paul erzählt, dass er nach der Ausbildung zum Altenpfleger ein Jahr in einem Altenheim gearbeitet hat und dann vor einer weitreichenden Entscheidung stand. Es ging darum, entweder den Jahresvertrag auslaufen zu lassen, um eine weitere Ausbildung als Gesundheits- und Krankenpfleger anzufangen, oder das Angebot des Altenheims anzunehmen und dort weiterhin zu arbeiten. Damals sei es ihm genauso wie Julius Caesar gegangen, lacht er. Er habe tagelang überlegt und alles abgewogen. „Bleibe ich in diesem Altenheim, in dem ich alles kenne, Sicherheit habe, mich wohlfühle und die Aussicht auf eine Festanstellung habe, oder gehe ich das Risiko ein und bewerbe mich auf eine Ausbildungsstelle als Krankenpfleger in einem neuen Haus, in dem ich die Abläufe, Aufgaben, Herausforderungen nicht kenne und wo ich nicht weiß, ob es mir am Ende des Tages gefällt", schildert er seine damalige Situation.

„Genau das war so ein Abwägeprozess, den du durchlaufen hast, Paul", stimmt der Seminarleiter zu. Eine Frage weniger, denkt sich Sabine, es sind also nicht alle Krankenpfleger oder -schwester. „Indem ihr eine Entscheidung fällt, gelangt ihr automatisch in Phase 3: zur Intention", fährt der Seminarleiter fort. „In dieser Phase spürt man ein sehr starkes Gefühl des Wollens. Man möchte dieses Ziel oder Vorhaben unbedingt erreichen. Nachdem die Synchronisierung von unbewusstem Bedürfnis und bewusstem Motiv, von Phase 1 und 2, abgeschlossen ist und die Person somit über den Rubikon getreten ist, befindet sie sich nun in der sogenannten Intentionsphase des Wollens, also in Phase 3. Das ist die Voraussetzung dafür, dass man in Phase 4, der sogenannten präaktionalen Vorbereitung, die zielerealisierende Handlung, die schließlich in Phase 5 durchgeführt wird, planen kann. In der präaktionalen Vorbereitung werden erwünschte Handlungsmuster aufgebaut und unerwünschte Handlungsmuster abgebaut, um langfristig motiviert und damit auf eine lustvolle Art und Weise sein Ziel zu verfolgen. Ein unerwünschtes Handlungsmuster könnte beispielsweise Folgendes sein: Stellt euch vor, ihr habt euch vorgenommen, euch bewusster und gesünder zu ernähren. Mit dem Ziel vor Augen, einen Salat zu essen, macht ihr euch auf den Weg in ein schickes Restaurant. Ihr stellt euch in euren Gedanken vor, wie dieser Salat aussehen soll: frische Salatblätter, Oliven, Thunfisch, Mais, leckere Gurken und als Krönung etwas gehobelter Grana Padano on top. Der Kellner bringt euch die Speisekarte. Auf einem Einlegeblatt ist die Empfehlung des Küchenchefs zu lesen. Eure Lieblingspasta. Und fast wie selbstverständlich bestellt ihr euch die vorzügliche Pasta. Lecker!" Ein Gelächter geht durch die Gruppe.

„Wer kennt diese Situation nicht?", fragt der Seminarleiter ironisch. Franzi lehnt sich zu Sabine rüber und flüstert: „Das ist mir erst letzte Woche so ergangen", und grinst wissend. „Um genau solche oder ähnliche Handlungsabläufe zu verhindern, arbeiten wir im ZRM-Seminar in Phase 4 an neuen und erwünschten Handlungsabläufen", erklärt der Seminarleiter weiter. „Die gewünschte Handlung wird also in Phase 4 vorbereitet, und zudem wird geschaut, welche Ressourcen euch dabei unterstützen, diese Handlung langfristig beizubehalten. Es ist allerdings so, dass nicht alle Menschen eine präaktionale Vorbereitung benötigen. Wenn sich Heilerziehungspfleger Julian überlegt hat, auf die Schichtzulage des Nachtdienstes verzichten zu können und am gleichen Tag noch seinen Pflegedirektor anruft, um mit ihm einen neuen Arbeitsvertrag auszuhandeln, benötigt er keine Vorbereitung auf diese Handlung. Er ist direkt in die Handlung übergegangen. Phase 5 ist die Handlung, durch die ihr eurem Ziel Stückchen für Stückchen näherkommt."

Der Seminarleiter fragt schließlich, ob es noch Fragen gibt. Sabine denkt kurz darüber nach und meldet sich. „Also, ich habe soweit alles verstanden. Wenn ich das richtig sehe, dann sieht mein Motiv so aus, dass ich nicht mehr so oft für meine Kollegen einspringen möchte, um am Monatsende nicht so viele Überstunden zu haben. Aber ich weiß ja gar nicht, was meine unbewussten Bedürfnisse sind. Wie bekomme ich das denn raus? Meine unbewussten Bedürfnisse und das emotionale Erfahrungsgedächtnis können ja schließlich nicht sprechen", gibt sie zu Bedenken. Der Seminarleiter bedankt sich für diesen Einwand und erklärt Sabine und den anderen Teilnehmenden, dass das Zürcher Ressourcen Modell aus eben diesem Grund, weil das emotionale Erfahrungsgedächtnis keine Sprache hat, mit Bildern arbeitet. Und dass dies auch schon der nächste Teil des ZRM-Seminars sei.

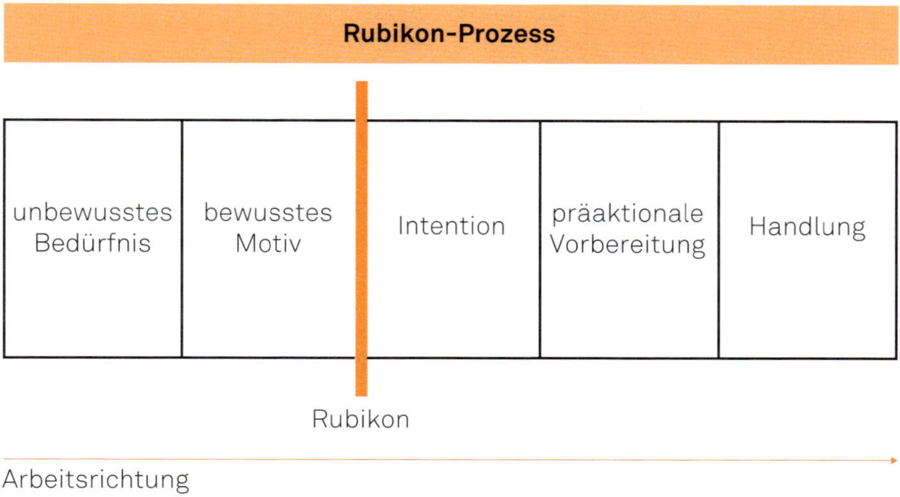

Quelle: Weber, J. & Storch, J. (2012). Tigerblick trifft Himbeerlächeln. Bern: Verlag Hans Huber, S. 45

Das unbewusste Bedürfnis

Während der Seminarleiter den nächsten Input vorbereitet, ist es ganz still im Raum. Er nimmt einen Stapel mit Bildern, welche er auf dem Boden ausbreitet. Der gesamte Innenraum des Stuhlkreises liegt voll mit Bildern. Es sind wirklich eine Menge Bilder, und sie sind alle sehr verschieden. Sabine, Franzi und die anderen Teilnehmenden sind sehr gespannt, was jetzt folgt. Der Seminarleiter erläutert, dass es nun um die erste Phase des Rubikon-Prozesses geht. Sabine hört aufmerksam zu. Mit ruhiger, tiefer und fast schon sanfter Stimme sagt er, dass er gerne eine kleine Entspannungsübung machen möchte. Dazu lädt er alle ein, sich auf ihrem Stuhl bequem hinzusetzen, so dass beide Füße den Boden berühren und die Hände locker auf den Oberschenkeln liegen. Aus dem Hintergrund ertönt eine leise Melodie. Der Seminarleiter liest einen Text vor und erklärt, dass sich die Teilnehmenden während der Entspannungsübung ganz auf sich selbst konzentrieren und versuchen sollen, auf ihr „Inneres" zu hören. Sabine merkt während der Übung, dass sie sich viel zu selten Zeit für sich nimmt. Bei jedem Ausatmen versucht sie, die unwichtigen Gedanken wegzuatmen, um beim Einatmen Freiraum und Ruhe aufzunehmen. Sie merkt auch, wie sich ihre Atmung und ihr Herzschlag allmählich beruhigen.

Nach dieser etwa zehnminütigen Entspannungsübung dürfen sich die Teilnehmenden zum Abschluss nochmal strecken und räkeln, und wenn sie mögen, auch in der jetzigen Position verweilen.

Franzi lehnt sich zu Sabine rüber und flüstert ihr verträumt zu: „Oh Mann, war das schön. So was macht man eigentlich viel zu selten. Ich wäre fast eingenickt." Und setzt sich lächelnd wieder aufrecht auf ihrem Stuhl.

Der Seminarleiter erklärt, dass sie gleich alle Zeit bekommen, sich in aller Ruhe die Bilder zu ihrem Thema anzuschauen. Das Zürcher Ressourcen Modell hat eine Methode entwickelt, bei der dem emotionalen Erfahrungsgedächtnis die Möglichkeit geboten wird, zu kommunizieren – nämlich über Bilder. Die Methode besteht in diesem Fall darin, dass die Betrachtenden darauf achten, welches Bild bei ihnen, bezogen auf ihr Thema, ein gutes oder stärkendes Gefühl, ein Kribbeln im Bauch oder ein wärmendes Lächeln auslöst.

Wir sollen uns also ein Bild aussuchen, das in uns ein sehr starkes positives Gefühl zu unserem Anliegen auslöst, wegen dem wir das Seminar besuchen, interpretiert Sabine für sich.

„So viele Bilder in der Mitte und ich sehe schon drei, die mir auf Anhieb gut gefallen. Wie soll ich mich da nur für eins entscheiden können", grübelt sie. In aller Ruhe schaut sich Sabine um, und betrachtet jedes Bild. Die Teilnehmenden stehen von ihren Stühlen auf, um ebenfalls jedes Bild genau sehen zu können. Doch Sabine gehen die drei Bilder, die ihr sofort aufgefallen sind, einfach nicht aus dem Kopf. Das sind die Bilder, die ihr am besten gefallen. Nachdem die anderen Teilnehmenden das Bild zu ihrem Thema gefunden haben, sitzen sie wieder auf ihren Stühlen. Bevor es weitergeht, meldet sich Sabine und fragt den Seminarleiter: „Ich habe ein Problem. Ich habe drei Bilder, die mir für mein Anliegen sehr gut gefallen. Was soll ich machen? Soll ich jetzt alle drei Bilder nehmen?" Der Seminarleiter bittet Sabine, ihm zu zeigen, welche die drei Bilder sind. Er hebt sie nacheinander vom Boden auf und hält sie sich hinter den Rücken. Er erklärt Sabine, dass er ihr jetzt die drei Bilder nacheinander zeigen wird und Sabine nur auf ihre „somatischen Marker" achten soll, nämlich darauf, bei welchem Bild ihr „Bauch" am meisten positive Gefühle sendet.

Das erste Bild: ein Segelschiff auf offenem Meer. Sabine bleibt ruhig, schaut sich das Bild an und findet es gut. Zweites Bild: ein Löwe auf einem Stein liegend, wachsam, mit erhobenem Kopf. Auch hier merkt Sabine, dass das Bild sie anspricht. Bild Nummer drei: ein Bär im Wald. Er liegt gemütlich mit dem Bauch auf einem großen Baumstamm. Die Beine hängen rechts und links am Stamm herunter. Ohne es selbst zu bemerken, verändern sich Sabines Mundwinkel zu einem zufriedenen Lächeln. Tatsächlich bemerkt sie ein angenehmes Kribbeln in ihrer Magengegend. Der Seminarleiter fragt sie, ob es sein könne, dass dieses Bild bei ihr die meisten positiven somatischen Marker ausgelöst hat. Ohne lange darüber nachzudenken bejaht sie die Frage und entscheidet sich, fast wie selbstverständlich, für das Bild mit dem gemütlichen Bären.

Nachdem jetzt jeder ein Bild für sein Thema gefunden hat, blättert der Seminarleiter an seinem Flipchart um. Das Wort „Vorstellungsrunde" ist zu lesen, und er bittet den jungen Mann links neben ihm anzufangen, sich und sein ausgewähltes Bild vorzustellen.

Paul

Paul ist 29 Jahre alt und arbeitet seit sieben Jahren als Altenpfleger. Nach seinem Zivildienst in einem Krankenhaus hat er zuerst die Ausbildung als Altenpflegehelfer und anschließend die Ausbildung zum examinierten Altenpfleger absolviert. Paul sitzt lässig auf dem Stuhl, macht aber an für sich einen sortierten Eindruck. Er hat sich ein Bild* ausgesucht, auf dem ein kleiner blonder Junge zu sehen ist, der barfuß auf einem Steg steht – mit einer Angelrute in der Hand, an der ein Fisch hängt – und der über beide Ohren freudestrahlend lacht. Paul erzählt, dass er nicht so genau weiß, warum er sich für dieses Bild entschieden hat. Aber vielleicht hat es ja etwas damit zu tun, dass er wieder einmal vor einer Entscheidung steht. Er sagt, er habe vorhin schon einmal erzählt, dass er vor einigen Jahren vor der Entscheidung stand, den Altenpflegeberuf an den Nagel zu hängen, um eine Krankenpflegeausbildung anzufangen. Diese Möglichkeit ergibt sich für ihn nun ein zweites Mal, und um eine gute Entscheidung zu treffen, habe er sich für dieses ZRM-Seminar angemeldet. Die Vorstellungsrunde verläuft im Uhrzeigersinn, und der Herr neben ihm ergreift das Wort. (*Bildauswahl aus ZRM®-Bildkartei [Krause/Storch, 2017])

Helmut

„Hallo zusammen, ich heiße Helmut, bin 46 Jahre alt, verheiratet und habe zwei Kinder. Die Jüngste ist neun und der Große fünfzehn Jahre alt. Ich arbeite als Pfleger auf der chirurgischen Station eines Stadtkrankenhauses. In letzter Zeit habe ich mich immer häufiger gefragt, ob das jetzt wirklich alles gewesen sein soll in meiner Berufskarriere. Morgens zur Arbeit, auf Station Antithrombosestrümpfe wechseln, dann Tabletten richten, Patienten zum OP und zurück fahren, Patienten mobilisieren, dokumentieren, die Ärzte mit zur Visite begleiten und anschließend auf den Feierabend warten.

Als ich die Ausschreibung des ZRM-Seminars gelesen habe, dachte ich mir, ich probiere es einfach mal aus, um zu sehen, wie es um mich und meine Motivation steht. Jetzt bei der Bilderwahl habe ich mich für ein Bild* entschieden, auf dem Wanderschuhe in den Bergen zu sehen sind. Als ich das gesehen habe, musste ich direkt an meinen letzten Sommerurlaub in den Schweizer Bergen im Goms und besonders an den Aletschgletscher denken, und irgendwie hat mich das Bild nicht mehr losgelassen. Ja, und jetzt bin ich mal gespannt."

Helmut lehnt sich auf seinem Stuhl zurück, legt sein Bild auf seinen Schoß, und ganz automatisch muss er lächeln, wenn er auf das Bild schaut.

Als nächstes ist Franzi an der Reihe, sich und ihr Bild vorzustellen.

Franzi

Franzi stellt sich kurz mit ihrem Namen vor und sagt, dass sie 28 Jahre alt ist. Sie erzählt, dass sie die Freundin und Kollegin von Sabine ist und dass sie mehr oder weniger ihr zuliebe hierher mitgekommen ist. Außerdem erklärt sie, dass sie als Krankenschwester auf einer internistischen Pflegestation in einem Krankenhaus arbeitet. Es stört sie, zu Hause nach dem Dienst immer an die Arbeit und ihre Aufgaben im Krankenhaus denken zu müssen, wobei sie sich selbst immer wieder fragt, ob sie alles erledigt hat. Sie kann zu Hause nicht abschalten, und das belastet sie sehr. Als Bild* hat sie sich ein Bergmotiv ausgesucht, auf dem ein Mann auf der Bergspitze mit hochgerissenen Armen triumphiert. „Aber was das jetzt mit meiner Situation zu tun haben soll und wie es mir dabei helfen soll, mich zu Hause besser zu fühlen, kann ich mir beim besten Willen nicht vorstellen", sagt Franzi. „Das ist für den Moment auch in Ordnung", beruhigt sie der Seminarleiter und fügt hinzu: „Im Moment geht es ja nur darum zu schauen, welches Bild euch am meisten anspricht. In den folgenden Schritten werden wir uns mit dem Inhalt des Bildes befassen. Die Aufgabe der Bilderwahl war es ja, sich ein Bild auszusuchen, das gute Gefühle in euch auslöst. Wenn das bei dir der Fall ist, Franzi, dann ist alles in Ordnung." Franzi nickt lächelnd und blickt zu Sabine, um ihr mitzuteilen, dass sie mit der Vorstellungsrunde weitermachen kann. (*Bildauswahl aus ZRM®-Bildkartei [Krause/Storch, 2017])

Sabine

„Guten Morgen, ich heiße Sabine, bin 32 Jahre alt und arbeite, wie Franzi eben schon gesagt hat, auf einer internistischen Station mit 38 Betten und zwei Iso-Zimmern. Nach meiner Ausbildung als Krankenschwester habe ich zuerst zwei Jahre auf einer chirurgischen Station gearbeitet und bin dann auf meine jetzige Station gewechselt. Anfangs war ich auch sehr froh über die Chance, eine neue Station kennenzulernen und neue Aufgaben zu übernehmen. Doch in letzter Zeit habe ich immer wieder festgestellt, dass ich unzufrieden bin mit mir und meiner Arbeit. Ich denke, es kommt daher, dass ich das Gefühl habe, ich wäre immer diejenige, die einspringen muss, wenn jemand anderes krank wird. Wisst ihr, was ich meine?" Sabine schaut fragend in die Runde.
„Als ich vor ein paar Wochen mit meiner Freundin telefonierte, erzählte sie mir vom Zürcher Ressourcen Modell. Als ich dann am Computer saß und recherchierte, fand ich das gesamte Modell interessant. Ich habe schon im Vorfeld etwas gelesen über unbewusste Bedürfnisse, und besonders hat mir da das Buch von Maja Storch gefallen: ‚Machen Sie doch, was Sie wollen!'. Auch jetzt habe ich mich voll und ganz auf meine somatischen Marker konzentriert. Ich konnte mich zwar erst nicht zwischen den drei Bildern entscheiden, habe aber beim dritten Bild* ein deutliches Wohlsein in der Brust oder Magengegend bemerkt und musste auch direkt lächeln. Ich habe mich für das Bild mit dem entspannten Bären entschieden. Und nun bin ich riesig gespannt, was mir mein Unbewusstes damit sagen möchte." Lächelnd beendet Sabine ihre Vorstellung und gibt das Wort an ihren linken Nachbarn Martin weiter.

Martin

Er stellt sich mit seinem Namen vor und erzählt, dass er 24 Jahre alt ist. Martin arbeitet als Heilerziehungspfleger in einem Wohnheim für Menschen mit geistiger Benachteiligung. Doch bevor er auf sein ausgewähltes Bild zu sprechen kommt, meint Martin: „Ich weiß gar nicht, ob ich hier richtig bin. Wenn ich über die Probleme meiner Vorredner nachdenke, merke ich, dass ich solche Probleme gar nicht habe. In dem Wohnheim, in dem ich arbeite, bin ich eigentlich sehr zufrieden. Also, es ist zwar meine erste Arbeitsstelle, aber im Grunde genommen fühle ich mich dort wohl. Warum ich mich dann für dieses Seminar angemeldet habe? Ich habe mit einem Arbeitskollegen, der auch schon mal ein Seminar besucht hat, über das ZRM® gesprochen. Er hat mir erzählt, dass ich hier Techniken oder Methoden gezeigt bekomme, die ich dann wiederum benutzen kann, um weiterhin motiviert und glücklich in meinem Beruf voranzukommen. Aber ein konkretes Problem habe ich nicht. Bin ich dann hier überhaupt richtig?" – „Ja klar", antwortet der Seminarleiter, „das ZRM® ist eine vielfältige Methode, die uns dabei helfen kann, gewollte Veränderungsprozesse in Gang zu bringen und positiv bewertete Ziele langfristig zu erreichen beziehungsweise im Auge zu behalten. Da du anscheinend in deiner aktuellen Situation glücklich und zufrieden bist, kannst du hier lernen, wie du dies auch langfristig sein kannst. Also, um deine Frage zu beantworten: Du bist hier richtig." Zufrieden nickend fährt Martin mit seiner Vorstellung fort: „Das ist schön, dann kann es ja jetzt weitergehen. Ich habe mich für das Bild entschieden, auf dem ein kleiner Junge mit einem breiten Grinsen im Gesicht zusammen mit seinem Vater an einem Oldtimer schraubt. Es gefällt mir, wie der Kleine mit ölverschmierten Fingern und viel zu großer Latzhose lachend in die Kamera schaut."
Anna kommt als Letzte in der Vorstellungsrunde dran.

Anna

„Hallo, mein Name ist Anna, bin seit einem Jahr glücklich verheiratet und arbeite als Stationsleitung auf der Dermatologie. Erst letztes Jahr habe ich die Fortbildung zur Stationsleitung beendet. Das Problem ist, dass ich erst 25 Jahre alt bin und von manchen Mitarbeitern – meist ältere und erfahrenere – nicht ernst genommen werde. Und das ärgert mich irgendwie schon. Ich habe ja schließlich nicht umsonst die Fortbildung besucht. Im Internet wurde ich auf das ZRM-Seminar aufmerksam, weil dort stand, dass ich lernen kann, auch in schwierigen Situationen nicht in alte und unerwünschte Verhaltensmuster zurückzufallen, sondern dass ich mir ein neues Handlungsrepertoire aufbauen kann. Als ich eben die Bilder gesehen habe, ist mir eins direkt ins Auge gesprungen. Darauf ist zwar nur Wasser zu sehen, aber für mich steckt da noch viel mehr drin. Eigentlich ist es schon fast ein Wortspiel: In dem Bild steckt viel

Meer drin", lacht Anna und erzählt weiter: „Ich musste direkt an meinen letzten Urlaub am Meer denken, in dem ich zum ersten Mal richtig abschalten konnte. Wenn ich daran denke, geht es mir direkt besser, und ich fühle mich gut", beendet Anna die Vorstellungsrunde mit einem kleinen Grinsen, bei dem sich leichte Grübchen auf ihren Wangen abzeichnen.
Der Seminarleiter bedankt sich für die Offenheit der Teilnehmenden. Um dem emotionalen Erfahrungsgedächtnis die Chance zu geben, mit ins Boot genommen zu werden, arbeitet das ZRM® also mit Bildern. „Ihr habt euch alle ein Bild ausgesucht", beginnt der Seminarleiter seine Erklärung, „und nun geht es darum zu schauen, mit welchen Ideen das emotionale Erfahrungsgedächtnis euch bei eurem Vorhaben unterstützen kann." Er blättert an seinem Flipchart um. Die neue Überschrift lautet: Ideenkorb.

Der Helfer bekommt Hilfe

Sabine schaut sich ihr Bild nochmal genauer an und erkennt in ihm immer mehr Details. Sie sieht erst jetzt, dass der Bär auf dem Baumstamm ein Auge geöffnet und eines geschlossen hält. Sabine dreht sich auf ihrem Stuhl zu Franzi und zeigt ihr das Bild mit den Worten: „Schau mal, als würde er mir optimistisch und mit einer selbstverständlichen Ruhe zuzwinkern. So als wolle er mir sagen: Hey, schau mich an, mir geht es gut – obwohl ich mich gemütlich ausruhe und mir Zeit für mich nehme. Du kannst das auch!"

„Nachdem ihr alle ein Bild ausgewählt habt, kommen wir nun, wie ihr schon auf dem Flipchart seht, zum sogenannten Ideenkorb", beginnt der Seminarleiter mit dem nächsten Impuls. „Ihr habt euch euer Bild ausgesucht, weil es euch auf irgendeine Art angesprochen oder weil es euch ein positives, warmes Gefühl verschafft hat. Also, weil dieses Bild in euch einen positiven somatischen Marker ausgelöst hat, habt ihr euch für genau dieses entschieden. Das ist euer Bild!"

„Im nächsten Schritt geht es darum zu schauen, was alles in diesem Bild steckt." Der Seminarleiter macht dazu eine ausladende Armbewegung, um damit zu zeigen, dass in den Bildern eine Menge Informationen enthalten sind. „Welche Informationen euch das Bild bietet und wie euch das Bild nützlich sein kann, werdet ihr gleich selbst erleben. Möglicherweise trägt euer Bild Informationen in sich, die euch nicht direkt bewusst sind, mit denen euer emotionales Erfahrungsgedächtnis aber sehr wohl etwas anfangen kann. Damit wir dennoch an die unbewussten Informationen herankommen, haben Dr. Maja Storch und Dr. Frank Krause für das ZRM® den sogenannten Ideenkorb entwickelt. Es handelt sich natürlich nicht um einen echten, sondern im bildlichen Sinne um einen Korb." Der Seminarleiter blättert eine Seite am Flipchart um. Auf dem Flip sind in der Mitte ein Korb und drei Personen, die um den Korb herum verteilt sind, zu sehen. „Der Grundgedanke des Ideenkorbs basiert auf der Methode des Brainstormings. Ihr dürft euch gleich in Dreiergruppen aufteilen. Ihr bestimmt untereinander, wer von euch die ‚Hauptperson' ist. Dieser Person gehört dann der erste Ideenkorb, die beiden anderen Personen sind nun die ‚Ideengebenden'. Die Hauptperson legt dazu ihr ausgewähltes Bild in die Mitte. Die Ideengebenden assoziieren Ideen zu diesem Bild und legen sie quasi in den imaginären Ideenkorb. Dabei ist wichtig, dass ausschließlich Wörter mit positiver Bedeutung hineingelegt werden. Währenddessen darf sich die Hauptperson gemütlich zurücklehnen, den Mund geschlossen halten, dafür aber die Ohren weit aufmachen und sich die Wörter genau anhören, die assoziiert werden. Die Hauptperson sollte gut auf ihre somatischen Marker achten und in ihren Bauch hineinhören, bei welchen Wörtern die somatischen Marker besonders anspringen oder welche Wörter bei ihr positive Gefühle auslösen. In eurem Fall könnte man bei dieser Methode auch sagen, dass der Helfer und die Helferin endlich auch mal Hilfe und Unterstützung bekommt, oder?", scherzt der Seminarleiter, und Helmut muss unwillkürlich lachen. „Endlich!", kommt es aus vollem Herzen.

Man sieht es Franzi förmlich an, dass sie grübelt und etwas mehr wissen möchte, denn sie kneift dann immer die Augenbrauen zusammen. Sie meldet sich und fragt, warum die Wörter denn nur positive Bedeutung tragen dürfen. Der Seminarleiter bedankt sich bei Franzi für diesen Einwurf und erklärt der Gruppe, warum die Bilder mit starken Gefühlen und positiven somatischen Markern ausgewählt werden sollen. Diese Gefühle und somatischen Marker gilt es so zu wählen, dass sie später auch als Ressource dienlich sind. „Denn in einem zweiten Schritt wird sich die Hauptperson die Wörter raussuchen, bei denen diese positiven Körpergefühle am stärksten sind," erklärt der Seminarleiter lächelnd, „wo die Resonanz am größten ist. Und Wörter, bei denen keine oder nur sehr schwache Anzeichen bemerkt werden, oder Wörter, die nicht gefallen, bleiben deshalb einfach im Korb liegen."

„Während sich die Hauptperson zurücklehnen darf", fährt der Seminarleiter fort, „und den somatischen Markern volle Aufmerksamkeit schenkt, dürfen sich die Ideengebenden noch zwei weitere Aufgaben teilen. Zum einen ist es wichtig, die Zeit von fünf Minuten pro Person im Auge zu behalten, damit jeder die gleiche Chance hat, einen gefüllten Ideenkorb zu bekommen. Zum anderen müssen die assoziierten Wörter protokolliert werden. Dazu habt ihr in eurem Arbeitsbuch ein vorgefertigtes Arbeitsblatt. Dieses Arbeitsblatt legt die Hauptperson dem Protokollanten hin, damit dieser die Wörter direkt in das Arbeitsbuch der Hauptperson eintragen kann. Nach jeweils fünf Minuten wechselt ihr bitte die Rollen, so dass jeder aus eurer Gruppe nach 15 Minuten einen gefüllten Ideenkorb hat. Die Wörter, die in den Ideenkorb gelegt werden, dürfen verschiedener Natur sein. Es können Beobachtungen sein, Farben auf dem Bild, alle möglichen Empfindungen oder Wahrnehmungen, zum Beispiel was man in der dargestellten Situation hören, riechen oder schmecken könnte oder wie man sich da fühlen könnte. Solange die Wörter positiv sind, gibt es für die Assoziationen keine Einschränkungen. Es geht also darum, möglichst viele kreative Ideen zu erfassen, um für den nächsten Schritt eine größtmögliche Auswahl zu besitzen. Nicht selten kommt es sogar vor, dass auch eigene Assoziationen zu diesem Bild auftauchen. Wenn es so ist, dann werden diese Assoziationen auch auf dem Arbeitsblatt notiert. Unbedingt zu beachten ist, dass die Ideen nicht bewertet oder in Frage gestellt werden. Sie werden einfach wertfrei auf dem Arbeitsblatt notiert."

Die Gruppenkonstellation wird durch das Zufallsprinzip mittels farblich unterschiedlicher Schokoladentäfelchen bestimmt. Sabine ist mit Anna und Paul in der einen Gruppe, die andere besteht aus Franzi, Helmut und Martin. Die beiden Gruppen nehmen sich die Freiheit und setzen sich an zwei Tische im Hotelgarten direkt in die Sonne, um dort ihre Ideenkörbe zu füllen.

Sabine ist froh, an diesem schönen Morgen draußen in der Sonne sitzen zu können und die ersten kräftigen Strahlen für dieses Jahr abzubekommen. Der Hotelgarten ist auch wirklich schön angelegt. Er wird umrahmt von großen Pappeln, und auf dem Rasen befinden sich Inseln aus Holz, auf denen jeweils zwei Holzbänke und ein Tisch stehen. Die beiden Gruppen verteilen sich auf dem weitläufigen Gelände auf zwei dieser Holzinseln, um ihre Aufgabe durchzuführen.

In der einen Gruppe wird Anna auserkoren, die erste Hauptperson zu sein. Sabine und Paul sind an der Reihe, alles Mögliche für ihr Wasserbild zu assoziieren. Anna erklärt nochmal kurz ihr Anliegen: „Ich habe das Problem, als junge Stationsleiterin nicht von allen Mitarbeitern ernst genommen zu werden. Ob es an meinem Alter liegt? Ich weiß es nicht. Vorstellen kann ich es mir. Ja, ich würde gerne von allen Kollegen auf meiner Station auch als Leitungsperson anerkannt werden. Okay, jetzt bin ich ruhig und höre euch aufmerksam zu."

Auf Anhieb funktioniert das Assoziieren bei Sabine und Paul sehr gut. Es kommt gleich schon einiges zusammen, das Sabine aufschreibt, während Paul die Zeit stoppt:

> *Ruhe, blau, Meer, Sonne, Tiefe, Wellen, Stille, Geborgenheit, Ausgleich, Meersalz, Wasser, Anker, Unendlichkeit, Unterwasserwelt, Wind, nass, Strand, in der Ruhe liegt die Kraft, tauchen, Abkühlung, Meeresluft und Stärke.*

Als Nächste ist Sabine an der Reihe. Sie legt ihr Bild, auf dem ein Bär gemütlich über einem Baumstamm liegt, in die Mitte des Tisches. „Also, bei mir ist es so", beginnt sie, „der Job als Krankenpflegerin ist mein absoluter Traumberuf, aber in letzter Zeit habe ich das Gefühl, dass das von einigen ausgenutzt wird. Ich habe mittlerweile das Gefühl, dass ich immer und ständig im Krankenhaus bin. Wenn jemand von der Kollegenschaft krank wird, ruft man die Sabine an. Wenn jemand den Dienst tauschen möchte, fragt man die Sabine. Und so weiter. Ich kann aber auch so schlecht nein sagen. Die Patienten brauchen ja jemanden, der für sie da ist. Und doch möchte ich auch mal wieder etwas mehr Zeit mit meinem Freund und meinen Freunden verbringen." Paul und Anna wissen nun, um was es geht, und fangen an zu assoziieren:

> *Bär, gelassen, gemütlich, frei, entspannt, grün, Urinstinkt, Kämpfer, im richtigen Moment zupacken, Kräfte einteilen, Baumstamm, ausruhen, geerdet, Kraft tanken, Wald, braun, wachsam, neugierig, bärenstark, Fell, Tatze und Abenteuer.*

Auch Paul erhält zum Schluss seinen Ideenkorb zu seinem Bild, auf dem ein kleiner Junge einen Fisch an der Angel hochhält. Paul hat zuvor erklärt, dass er aktuell die Chance hätte, eine Krankenpflegeausbildung zu beginnen, aber dafür seinen Job als Altenpfleger an den Nagel hängen müsste. „Ich weiß gerade wirklich nicht, was ich machen soll! Ich hoffe, das Seminar hilft mir dabei, eine Lösung zu finden. Jetzt schweige ich erst mal und achte auf meine somatischen Marker“, sagt Paul lachend. Sabine schaut auf die Uhr, und Anna schreibt die folgenden Assoziationen mit:

> *Erfolg, siegreich, Fisch an der Angel, Stolz, lächeln, dicker Fisch an Land gezogen, ausdauernd, Selbstversorger, strahlende Augen, barfuß, am Wasser, Sonnenschein, aufgeweckt, Genuss, konzentriert, zielsicher, Ringelpullover, geschafft, Strohhut, ganz alleine, geschafft und glücklich.*

In der anderen Gruppe, die jetzt lieber auf einer Holzinsel im Schatten sitzt, sieht es auch sehr ermutigend aus. Im ersten Durchlauf durfte Martin sein Bild nochmal kurz vorstellen. „Wie schon gesagt, ich bin glücklich mit meiner Stelle im Wohnheim und kann mir auch vorstellen, noch eine Weile dort zu bleiben“, berichtet er. „Damit das auch so bleibt, schaue ich mal, wie ich meine innere Haltung während des Seminars stärken kann. Und dafür habe ich mir das Bild des Jungen ausgesucht, der gemeinsam mit seinem Vater an einem Oldtimer schraubt.“ Helmut schreibt mit, und Franzi stoppt die Zeit, während sie als Ideengeber fungieren:

> *Oldtimer, Latzhose, ölverschmierte Hände, Hobby, kleiner Mechaniker, glücklich sein, strahlendes Lächeln, rot, Begeisterung, Zufriedenheit, Vater, Vorbild, Motor, cool, Auto, lernen, Lockenkopf, Spaß am Leben, Benzin, Erlebnis, Zuhause, Freude und Leichtigkeit.*

Nach Martin ist Helmut an der Reihe, sich seinen Ideenkorb füllen zu lassen. Auf seinem Bild sind die Wanderschuhe in den Bergen zu sehen. „Schon seit einiger Zeit merke ich, wie meine Motivation auf Station zurückgeht“, erzählt Helmut bedrückt. „So kenne ich mich eigentlich gar nicht. Ich frage mich tatsächlich, ob das schon alles war von meiner Karriere im Krankenhaus. Eigentlich hätte ich gerne wieder die Motivation zurück, mit der ich noch vor fünf Jahren an die Arbeit gegangen bin.“ Paul fängt an zu assoziieren, und Franzi notiert auf dem Arbeitsblatt Folgendes:

> *feste Sohle, Schritt für Schritt, Ruhe, Geborgenheit, frische Bergluft, Sicherheit, selbstbewusst, Ausdauer, mutig, mein Weg, saftig grünes Gras, einkehren, Trampelpfad, Alpenkräuter, festes Fundament, wandern, Ausgleich, Fortschritt, Durchsetzungsvermögen und Belohnung.*

Die Letzte in dieser Runde ist Franzi. Auch sie stellt ihr Bild vor und erklärt, was es damit auf sich hat: „Wenn ich nach dem Dienst nach Hause komme und eigentlich nur noch die Beine hochlegen möchte, frage ich mich immer häufiger, ob ich alle Aufgaben erledigt habe, ob ich auch keinen Patienten vergessen habe und so weiter. Ich mache mir also auch im Feierabend immer noch Gedanken zu meiner Arbeit, obwohl ich das eigentlich nicht möchte." Zu ihrem Berggipfel-Bild schreibt Martin seine Gedanken und die von Helmut mit:

> *geschafft, Sieg, alles im Blick, hoch hinaus, Weitblick, Ruhe, Ziel erreicht, klare Sicht, Berge, Höhepunkt, Zuversicht, blauer Himmel, angekommen, Sonnenstrahlen, über den Wolken, positives Herzrasen, Überblick, Freiheit, Natur, Gipfelstürmer, Stille, hier und jetzt, Vertrauen, Seilschaft und Neuland.*

Während die Teilnehmenden zurück in den Seminarraum gehen, meint Sabine zu Franzi: „Ich finde es richtig beeindruckend, was alles bei der Ideenkorb-Methode rauskommt. So ein bis zwei Sachen hatte ich selbst in meiner Vorstellung, aber dass dann so vieles genannt wird, finde ich faszinierend." „Bei mir ist auch einiges zusammengekommen", sagt Franzi verblüfft, „da sind Sachen dabei, bei denen ich richtig gemerkt habe, dass ich positiv darauf reagierte. Ja, ich bin froh, dass ich auf dich gehört habe und mitgekommen bin."

Alle sind mit einer gewinnbringenden Ausbeute wieder zurück im Seminarraum, mit gefüllten Ideenkörben und zufriedenen Gesichtern. „Jetzt geht es darum, im zweiten Schritt diese Ausbeute zu inspizieren und genauer zu schauen, welche Assoziationen die meisten oder stärksten positiven somatischen Marker auslösen", begrüßt sie ihr Seminarleiter zurück.

Mein Thema klären mit Hilfe des Unbewussten

Arbeitsblatt

Ideenkorb zu meinem Bild

(Inhalt, Umgebung, Formales)

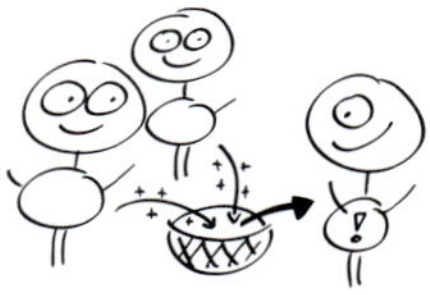

Zürcher Ressourcen Modell ZRM

Kopiervorlage

Quelle: Storch, M. & Krause, F. (2014). Selbstmanagement – ressourcenorientiert (5. erw. u. vollst. überarb. Aufl.). Bern: Verlag Hans Huber.

Das richtige Bauchgefühl

Noch vor dem Seminarraum überlegt Sabine die ganze Zeit, wie ihr der Bär auf dem Baum dabei helfen soll, wieder mehr Freude in ihrem Berufsalltag zu bekommen. Eigentlich hängt er ja nur gelangweilt über dem Baumstamm. Nachdem sich wieder alle Teilnehmenden im Seminarraum eingefunden und sich auf ihren Platz gesetzt haben, beginnt der Seminarleiter die nächste Einheit mit den Worten: „Kennt ihr auch gemischte Gefühle? Ich meine, dass ihr in einer Situation positive und negative Gefühle gleichzeitig habt? Wie kann das sein, wenn wir eine Situation auf einer Skala von negativ bis positiv bewerten? Demzufolge kann doch eigentlich eine Situation nur positiv, nur negativ oder neutral sein, oder?"

Dabei blättert er eine Seite auf dem Flipchart um. Auf dem neuen Blatt sind zwei Skalen eingezeichnet, allerdings nicht mit horizontalem, sondern vertikalem Verlauf. „Ich möchte euch nun zwei getrennte Skalen vorstellen, die in der Wissenschaft zur Darstellung von positiven und negativen Affekten benutzt werden", erläutert der Seminarleiter. „Man weiß heute, dass die Bewertung einer Situation in positiv, negativ und neutral gleichzeitig ablaufen kann. Das liegt daran, dass die entsprechenden anatomischen Strukturen für die Bewertung durch das emotionale Erfahrungsgedächtnis, auch affektive Bewertung genannt, in unserem Gehirn an verschiedenen Stellen vorzufinden sind. Bei positiv bewerteten Situationen ist der Nucleus accumbens im Spiel, bei negativ bewerteten Situationen hat die Amygdala eine wichtige Aufgabe. Weil somit die Bewertungsareale im Gehirn an unterschiedlichen Stellen vorzufinden sind, ist es möglich, bei einer Sache, einer Situation oder auch einer Person gleichzeitig unterschiedliche, also gemischte Gefühle zu haben. Für die visuelle Darstellung dieser Gefühle, die wir hier auch mit ‚Affekte' bezeichnen, hat das ZRM® die sogenannte Affektbilanz eingeführt." Der Seminarleiter zeigt auf den Flipchart: „Die linke Skala ist für negative Affekte, und auf der rechten Seite seht ihr eine Skala für positive Affekte. Auf beiden Skalen könnt ihr einen Wert eures Affektes von 0 (gar kein Affekt) bis 100 (starker Affekt) eintragen. Okay, gibt es hierzu Fragen?"

„Ja, ich hätte eine kurze Frage", meldet sich Helmut: „Ich kenne von meiner Arbeit auch Skalen, beispielsweise die Schmerzskala, die haben aber Zwischenschritte oder -markierungen. Damit der Patient einfacher antworten kann, ob er jetzt 5 oder 8 Punkte auf der Schmerzskala hat. Ich sehe aber auf den Skalen der Affektbilanz keine Zwischenschritte. Warum ist das so?" „Das ist eine sehr gute Frage, Helmut! Danke", beginnt der Seminarleiter seine Erklärung. „Die Skalen haben keine Zwischenmarkierungen, beispielsweise 50, 40 oder 80. Wenn ihr euren Wert eintragt und dann mit den Zwischenmarkierungen überprüfen müsst, ob ihr nun ‚richtig' eingetragen habt, dann schaltet sich euer Verstand ein. Bei dieser Aufgabe geht es aber darum, das Unbewusste, also das emotionale Erfahrungsgedächtnis, bewerten zu lassen. Wenn keine Zwischenmarkierungen eingetragen sind, dann ist der Verstand mit der Aufgabe überfordert und gibt sie an das Unbewusste ab. Man könnte auch sagen, die Entscheidung, an welchem Punkt auf der Skala ich meinen Wert eintrage, wird aus dem Bauch heraus getroffen. Und darum geht es im Endeffekt auch: zu spüren, wo meine Markierung hingehört. Ist damit deine Frage beantwortet, Helmut?" „Ja klar, vielen Dank. Das ist nachvollziehbar", antwortet Helmut. Und betrachtet die beiden Skalen noch einmal genau:

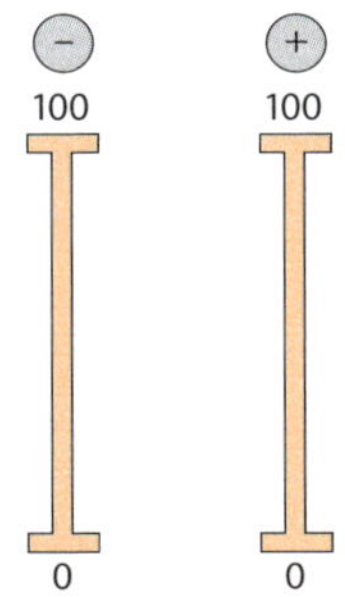

Quelle: Daniel Oster

„Ich würde nun gerne eine kleine Übung mit euch machen, damit euch der Umgang mit der Affektbilanz noch einleuchtender wird. Ich würde gerne auf dem Flipchart Situationen aus eurem Berufsalltag notieren, bei denen ihr ausschließlich starke negative und nur sehr schwache bis gar keine positiven Affekte habt", eröffnet der Seminarleiter die Runde und präsentiert nun die folgenden Situationen mit den zugehörigen Affekten.

- nach der Frühstückspause Kotze aufwischen
- erster Arbeitstag nach einem erholsamen Urlaub
- Weckerklingeln um 4.45 Uhr sonntagmorgens
- das dritte Wochenende hintereinander arbeiten
- Teamsitzungen
- Anus-praeter-Versorgung
- Fußnagelpflege

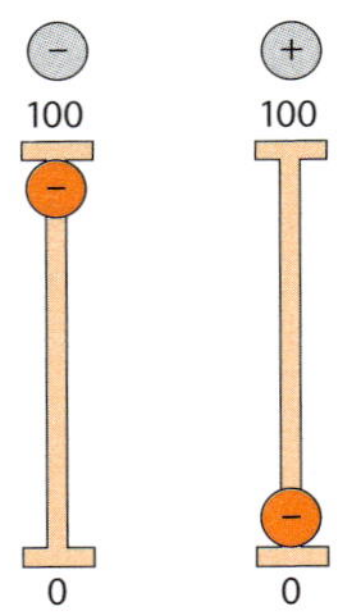

Quelle: Daniel Oster

„Da ist doch schon einiges bei rumgekommen. Nun machen wir das gleiche noch einmal für Situationen mit starken positiven und gleichzeitig schwachen negativen Affekten. Überlegt mal kurz: Was könnten das für Situationen sein?", fordert der Seminarleiter die Runde auf. Nach einigem Überlegen kommt die folgende Grafik zustande:

- erfolgreiche Entlassung eines Patienten nach langem Krankenhausaufenthalt
- die kurzen Gespräche mit Kollegen im Stationszimmer
- wenn im Sommer morgens auf dem Weg zur Arbeit schon die Sonne scheint
- donnerstags ist Schnitzeltag in der Mensa
- die Mobilisation der Patienten nach einer OP und deren Fortschritte
- Sommerfest mit Angehörigen der Patienten

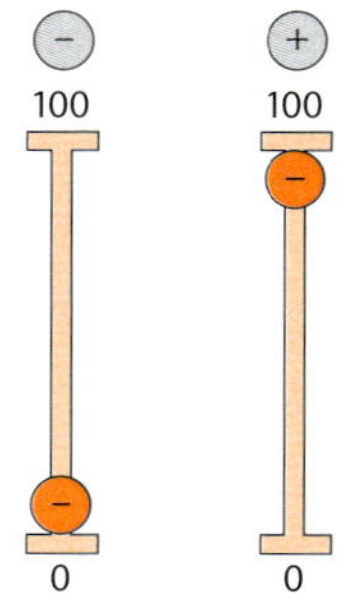

Quelle: Daniel Oster

„Oft ist es so, dass verschiedene Situationen bei unterschiedlichen Menschen auch unterschiedliche Affekte auslösen. Das hängt auch immer ganz davon ab, ob zum Beispiel jemand gerne Schnitzel isst oder nicht. Das ist etwas vollkommen Normales. Jeder bewertet eine Situation, eine Sache oder eine Person individuell. Deshalb ist es auch ganz normal, dass unterschiedliche Menschen gemischte Gefühle bei unterschiedlichen Situationen aufweisen. Gemischte Gefühle werden in der Affektbilanz verzeichnet, indem auf beiden Skalen, der positiven und der negativen, der entsprechende Wert markiert wird. Ich bin gespannt, bei welchen Situationen ihr solche gemischten Gefühle habt. Beginnen wir mit Situationen, die bei euch starke positive und zugleich starke negative Affekte auslösen“, eröffnet der Seminarleiter die nächste Runde.

Das kenne ich sehr gut, denkt sich Sabine, das geht mir so bei der Entscheidung, ja oder nein zu sagen, wenn ich mal wieder angefragt werde wegen einer Krankheitsvertretung. Dann denke ich, ich würde lieber nein sagen, damit ich mit Chris meine freie Zeit genießen kann. Auf der anderen Seite kann ich aber auch meine Patienten nicht im Stich lassen. Ich habe in dieser Situation starke gemischte Gefühle. Nach einer Weile finden sich folgende Begriffe mit den zugehörigen Affekten auf dem Flipchart:

- der Patient kurz vor einer Operation
- Beförderung
- neue Aufgaben übernehmen (z.B. Praxisanleiter)
- eine neue Stationsleitung bekommen
- das erste Mal einen eigenen Stationsbereich übernehmen

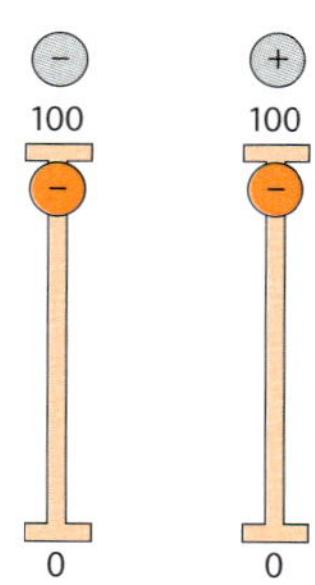

Quelle: Daniel Oster

„Klasse“, meint der Seminarleiter, „ihr habt tolle Beiträge zu dem Thema! Sicherlich fallen euch noch mehr ein, ich würde aber jetzt noch gerne eine letzte Affektbilanz gemeinsam mit euch machen. Wir suchen Situationen aus eurem Berufsalltag, bei denen ihr keine negativen und keine positiven Affekte verspürt. Also Tätigkeiten, die man einfach erledigt, oder Situationen, die es halt einfach gibt. Okay?“ Das fällt den Teilnehmenden schon schwerer, aber nach einiger Zeit ergibt sich folgende Grafik:

- bei den Patienten Vitalzeichen messen
- die Übergabe machen an nachfolgende Kollegen
- Dekubitusprophylaxe
- Termine für Patient in der Diagnostik (EKG, Röntgen) organisieren
- Dokumentation
- Desinfektion

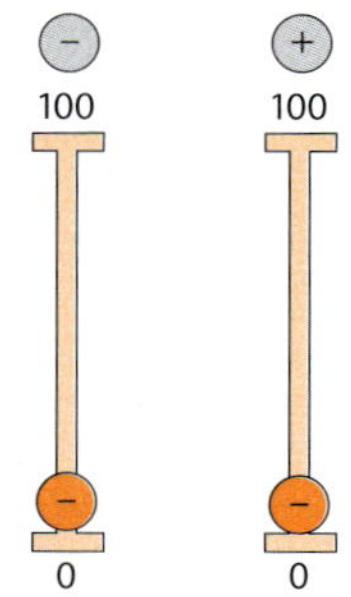

Quelle: Daniel Oster

„Danke. Also erst mal ein Kompliment für die guten Ideen, die ihr hier zusammengetragen habt“, lobt der Seminarleiter. „Ihr seht, es gibt nicht nur die Situation, bei der ich eindeutig gute oder schlechte Gefühle habe, sondern auch einleuchtende Situationen, in denen es gut möglich ist, gemischte Gefühle oder Affekte zu haben.“

Der Seminarleiter erklärt weiter: „Für die nächste Übung benötigt ihr nun die Affektbilanz. Es geht darum, Wörter aus euren Ideenkörben auszuwählen. Und diese Auswahl erfolgt mittels Affektbilanz. Ihr nehmt nun bitte euer Arbeitsblatt, auf dem die assoziierten Wörter zu eurem Bild stehen – das Ideenkorb-Arbeitsblatt. Auf diesem Blatt unterstreicht oder markiert ihr eure Lieblingswörter. Lieblingswörter sind die Wörter, die in eurer Affektbilanz auf der Negativ-Skala einen Ausschlag von 0 haben – also keinen negativen Affekt – und die auf der Positiv-Skala mindestens einen Ausschlag von 70 und mehr haben. Die Wörter stellen einen Vorschlag eures Unbewussten dar – es sind die Lieblingswörter eures emotionalen Erfahrungsgedächtnisses. Da es hierbei wieder einmal wichtig ist, den Verstand nicht zu Wort kommen zu lassen, bekommt ihr nun für diese Aufgabe nur zwei Minuten Zeit. Los geht’s!“

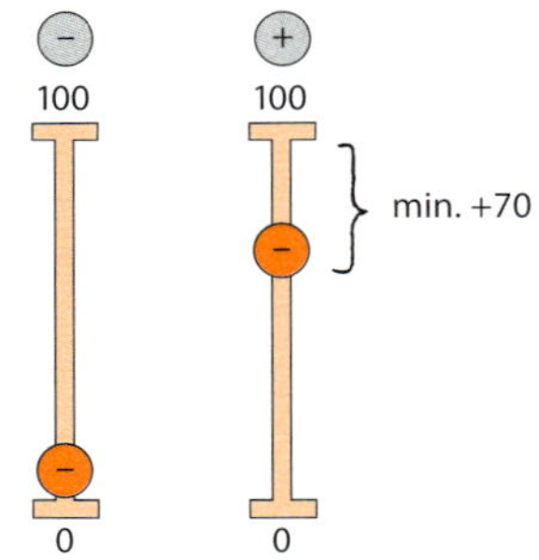

Quelle: Storch, J. & Weber, J. (2013). Wolf packt La(h)ma. Bern: Verlag Hans Huber. S. 94.

Nach den zwei Minuten haben die Teilnehmenden mittels somatischer Marker des Unbewussten folgende Lieblingswörter markiert oder unterstrichen:

Sabine – Bild: Bär auf Baumstamm gelassen, frei, entspannt, Kräfte einteilen, Kraft tanken, bärenstark, Abenteuer	**Franzi** – Bild: Bergsteiger auf Gipfel hoch hinaus, Ruhe, klare Sicht, angekommen, Freiheit, hier und jetzt, Vertrauen, Seilschaft
Martin – Bild: Junge mit Vater am Oldtimer Begeisterung, Zufriedenheit, Motor, Spaß am Leben, Benzin, Erlebnis	**Paul** – Bild: Junge mit Fisch an der Angel Erfolg, Fisch an der Angel, Stolz, lächeln, konzentriert, zielsicher, glücklich
Helmut – Bild: Wanderschuhe auf Bergweg feste Sohle, selbstbewusst, mutig, mein Weg, Ausgleich, Fortschritt	**Anna** – Bild: ruhiges Wasser Ruhe, Tiefe, Ausgleich, Anker, Unendlichkeit, Unterwasserwelt, Stärke

Quelle: Daniel Oster

„Jetzt geht es um die Übertragung der Lieblingswörter auf das nächste Arbeitsblatt. Wem jetzt dabei eigene Lieblingswörter in den Sinn kommen oder wenn während der Ideenkorbrunde eigene Wörter aufgeblitzt sind, die eine Affektbilanz von minus 0 und mindestens plus 70 aufweisen, dann dürfen diese gerne mit übernommen werden", gibt der Seminarleiter ihnen noch mit auf den Weg.

Meine Lieblingsidee aus den Ideenkörben

Arbeitsblatt

Dies sind meine Lieblingsideen aus den Ideenkörben (und eigene Ideen) zu meinen Wunschelementen, die eine Affektbilanz von –0 und mindestens +70 aufweisen:

....

....

....

....

....

....

....

....

....

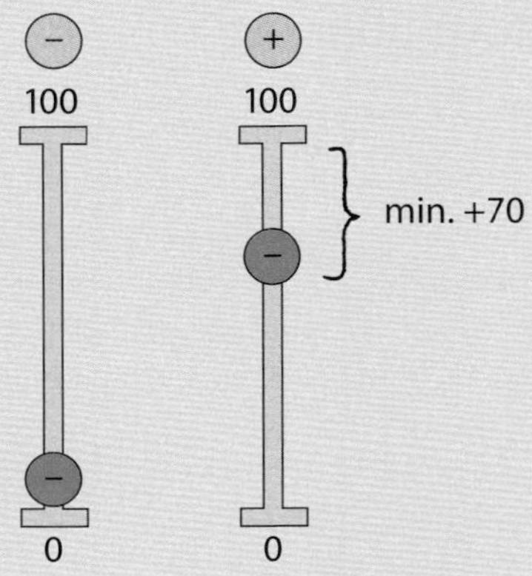

Quelle: Storch, J. & Weber, J. (2013). Wolf packt La(h)ma. Bern: Verlag Hans Huber. S. 97.

„Gibt es für den Moment noch Fragen, die ich beantworten soll?", fragt der Seminarleiter in die Runde, wo gerade noch die letzten Wörter in die Arbeitsblätter geschrieben werden. „Wenn nicht, dann würden wir jetzt eine kurze Kaffeepause machen und uns in 30 Minuten wiedersehen."

Sabine und Franzi stehen in der Pause bei Kaffee und Kuchen zusammen. Sie philosophieren ein wenig über das bis jetzt Erlebte. Franzi fragt sich, wie die Wörter ihr dabei helfen sollen, zu Hause nicht mehr so oft über die Arbeit nachzudenken, beziehungsweise dann auch abzuschalten. Auch Sabine scheint ganz fasziniert zu überlegen, denn sie starrt schon eine kleine Weile auf einen Punkt, ohne sich ablenken zu lassen, und isst dabei ihren Kuchen. Als Helmut auf die beiden zugeht und sie anspricht, müssen sie sich einen kurzen Augenblick orientieren. „Alles in Ordnung?", fragt Helmut, und Sabine muss lachen. „Jo, allef in Odnung", sagt sie mit vollem Mund und schluckt noch schnell das Stück Schwarzwälder Kirschtorte runter, bevor sie weiterspricht. „Wenn ich mich in meinen Gedanken verliere, dann sieht das, glaub ich, komisch aus. Ich habe gerade darüber nachgedacht, dass die Wörter, die ich gerade aufgeschrieben habe, fast alle auf meinen Freund Chris passen. Der ist eigentlich genau so, wie ich momentan gerne wäre – entspannt, ausgeglichen und voller Abenteuerlust. Ich freue mich auf den nächsten Teil heute Nachmittag und bin gespannt, was morgen passiert." „Mir geht's ähnlich. Ich bin ganz angetan", erzählt Helmut. „Mit den Wörtern, die ich als Lieblingswörter notiert habe, hätte ich nicht gerechnet. Ich hätte vielmehr gedacht, dass Wörter kommen wie: neue Wege, Aufbruch, Vollgas, Energie, weitermachen und Zukunft. Daher bin ich neugierig, was mir mein Unbewusstes damit sagen möchte und in welche Richtung es für mich weitergeht."

Der Seminarleiter bittet die Teilnehmenden wieder in den Raum, um das letzte Thema für den Tag zu bearbeiten.

Die Absichtsformulierung

Franzi flüstert aufgeregt zu Sabine hin: „Das hier ist jetzt schon das letzte Thema für heute?! Wahnsinn! Wie schnell die Zeit verflogen ist! Ich wünschte, an manchen Tagen würde sie auch mal auf Station so rasen. Gut, wir haben auch viel gemacht und waren immer in Aktion." „Und wir haben einen Seminarleiter, der das Thema toll rüberbringt", fällt Sabine ihr ins Wort. „Bei Helmut habe ich den Eindruck, dass er auch voll im Thema drin ist. Ich bin gespannt, was mit dem nächsten Block ‚Motto-Ziele' gemeint ist. Das habe ich noch nie gehört. Aber das Wort gefällt mir schon mal." „Da hast du also einen positiven Affekt bei dem Wort", kichert Franzi in Sabines Richtung, wobei sie sich die Hand vor ihren Mund hält.

„Ich möchte euch kurz zeigen, an welchem Punkt unseres Seminars wir uns befinden", erklärt der Seminarleiter, nachdem wieder alle Teilnehmenden zurück sind. Er wendet sich dem vorbereiteten Flipchart mit der Überschrift „Rubikon-Modell" zu.

„Beim Auswählen eures Bildes waren wir im Bereich der ‚unbewussten Bedürfnisse'. Als ihr den Ideenkorb bekommen und in euch reingespürt oder reingehört habt, waren wir immer noch in diesem ersten Bereich. Bis hierhin haben wir viel mit dem unbewussten emotionalen Erfahrungsgedächtnis, den somatischen Markern und den Affekten gearbeitet. Nun befinden wir uns im zweiten Bereich, im ‚Rubikon-Modell', beim bewussten Motiv. In diesem Schritt werden wir mittels der Sprache die unbewussten Anteile, also die Lieblingswörter, mit dem bewussten Motiv synchronisieren – und zwar durch die Formulierung von Sätzen. Ich erkläre euch nun, wie das funktioniert. Um dem Thema ‚Motto-Ziele', auf das wir gleich noch näher eingehen werden, näherzukommen, gibt es ein Arbeitsblatt, mit dem ihr der Frage nach eurem Ziel ein Stückchen näherkommt. Wenn ihr euch dieses Arbeitsblatt anschaut, dann seht ihr dort Satzanfänge. Zum Beispiel: Ich will sein wie ..., Ich will mich fühlen wie ..., Ich will handeln wie ... Ihr könnt euch auch eine eigene Variante ausdenken. Bei dieser Übung geht es darum, mit eurem Bild und den Lieblingswörtern zu spielen und einfach mal die Wörter und eure Assoziationen zu dem Wunsch auszuformulieren, wie ihr in Zukunft an die Pflegetätigkeiten und an euer Berufsleben herangehen möchtet. Wichtig ist, dass dies zunächst die ersten Überlegungen sind, die ihr anstellt. Das muss alles nicht perfekt sein. Wir werden heute und morgen daran weiterarbeiten. Jetzt sollt ihr erst mal einfach probieren! Dafür benötigt ihr nun euer Bild und das Arbeitsblatt mit den Lieblingswörtern. Legt sie vor euch hin und lasst eurer Kreativität bei der Ausformulierung der Satzanfänge freien Lauf. Um es noch etwas zu verdeutlichen, schreibe ich schnell ein paar Beispiele für euch auf." Er dreht sich zum Flipchart und beginnt:

Beispiel für Absichtsformulierungen

- Ich will mich fühlen wie ein Adler, hoch schwebend über der Erde, in völliger Harmonie – frei wie ein Vogel.
- Ich will handeln wie ein Feuerwehrmann, immer auf Zack und zur Stelle, wenn es drauf ankommt.
- Ich wünsche mir, ich wäre wie ein Baum, fest verwurzelt, im Wind tanzend und mit der Natur verbunden.

Nachdem er die Beispiele aufgeschrieben hat, gibt er noch letzte Instruktionen: „Wenn ihr nun an euren Sätzen bastelt, dann schaut bitte, dass ihr die Sätze möglichst in einer bunten, blumigen, metaphorischen Sprache bildet. Das emotionale Erfahrungsgedächtnis liebt solche Sätze und ist umso glücklicher, je mehr ‚bunte Satzinhalte' verwendet werden."

„Aber das sollen wir nicht wieder in zwei Minuten erledigen", unterbricht Anna den Seminarleiter verschreckt. „Wenn ich mir ausgefallene Sätze einfallen lassen soll, dann brauch ich dafür mehr Zeit, sonst kommt bei mir nix dabei rum." „Das siehst du völlig richtig, Anna", beruhigt sie der Seminarleiter, „bei dieser Aufgabe ist nicht nur euer schnell arbeitendes Unbewusstes gefragt, sondern auch der bewusste Verstand. Und von dem wissen wir ja, dass er in der Regel etwas länger braucht. Daher bekommt ihr für diese Aufgabe auch zehn Minuten Zeit. Ist das in Ordnung, Anna?" Anna schaut beschämt, weil die Frage einfach so aus ihr rausgeplatzt ist, und antwortet kleinlaut: „Okay, alles klar. Ich fang mal an." Und ihre Wangen erröten leicht.

Ich habe mich schon des Öfteren gefragt, wie ich mich fühlen möchte, denkt Franzi in diesem Moment, aber ich habe nie eine schlüssige Antwort parat gehabt. Und die Frage, wie ich sein oder handeln will, kam mir dabei noch nicht in den Sinn. Okay, ich leg mal los und schaue, was ich mit meinen Wörtern anfangen kann. Die Teilnehmenden schreiben die ersten Formulierungen auf ihre Arbeitsblätter. Währenddessen herrscht konzentrierte Stille im Raum – man könnte eine Stecknadel fallen hören. Nach zehn Minuten beendet der Seminarleiter die Übung und bittet jede und jeden, ihren beziehungsweise seinen frischformulierten Satz vorzulesen.

„Ich würde gerne den Anfang machen", meldet sich Paul. „Da ich ja momentan vor der Entscheidung stehe, ob ich meine Arbeit im Altenheim aufgeben und die Krankenpflegeausbildung anfangen soll, habe ich mir folgenden Satz überlegt: Ich fühle mich stolz mit meinem Fisch an der Angel und konzentriere mich auf mein Ziel." Nach Paul meldet sich Franzi und liest ihren Satz vor, der sich darauf bezieht, zu Hause nach der Arbeit besser abschalten zu können: „Ich will sein wie ein Bergkletterer: mich frei fühlen, auf dem Gipfel ausgeglichen sein und Vertrauen in den Seilpartner haben." „Da kann ich gleich weitermachen", springt Anna dazwischen. „Ich will mich fühlen wie das Meer, unendlich, ausgeglichen und fest verankert. – Da es ja bei mir darum geht, im Stationsalltag die Ruhe zu bewahren und authentisch zu bleiben, auch wenn es mal turbulent und wellig wird."

Nachdem Anna ihre Ausführung beendet hat, macht Helmut mit seiner Version weiter: „Ich habe eine eigene Version gewählt", erklärt er kurz. „Ich möchte selbstbewusst und mit festem Schritt meinen Weg gehen und fühle mich gut bei meinen tollen Aktivitäten." Sabine ist an der Reihe: „Ich habe mich etwas schwer getan mit der Formulierung – blumig und bunt. Ich hoffe, meine Formulierung ist blumig und bunt genug. Mein Satz lautet: Ich will handeln wie ein Bär, mich ausruhen auf einem Baumstamm und mir meine Kräfte einteilen. Ist das so in Ordnung?", fragt sie den Seminarleiter. „Sabine, mach dir keinen Druck", beruhigt er sie. „Das hier ist die erste Formulierungsübung, die ihr macht. Wir werden gleich nachher und morgen noch eine Menge mit Satzformulierungen rumexperimentieren. Du kannst beruhigt sein, es geht noch weiter." Und der Seminarleiter grinst ihr hoffnungsvoll zu. „Wer war denn noch nicht an der Reihe?", fragt er. „Ah, Martin. Stellst du deine Formulierung noch vor!" „Ich will sein wie ein Motor mit einem Tank voller Benzin und starte voller Begeisterung in ein neues Erlebnis", beendet Martin die Runde.

Meine Absichtsformulierung im Umgang mit meinem Thema

Arbeitsblatt

1. Variante:

Ich will mich fühlen wie

....

....

2. Variante:

Ich will handeln wie

....

....

3. Variante:

Ich will sein wie

....

....

4. Eigene Variante:

....

....

....

Quelle: vgl. Storch, J. & Weber, J. (2013). Wolf packt La(h)ma. Bern: Verlag Hans Huber. S. 101.

„Ihr habt tolle Assoziationen und Ideen für diese Aufgabe", bedankt sich der Seminarleiter bei der Gruppe mit einem zufriedenen Lächeln im Gesicht. „Ich würde euch nun gerne die Motto-Ziele näherbringen." Der Seminarleiter blättert auf seinem Flipchart um. Zu sehen ist jetzt ein großes Dreieck, das in drei Ebenen eingeteilt ist.

Die Motto-Ziele

„Im nächsten Schritt des ZRM-Trainings geht es darum, aus euren Lieblingsideen und zusammen mit eurer Wunschformulierung das bereits erwähnte Motto-Ziel zu formulieren", beginnt der Seminarleiter die nächste Einheit. „Es gibt verschiedene Arten von Zielformulierungen. Wir arbeiten an dieser Stelle nicht mit sogenannten SMART-Zielen, auf die ich später noch eingehen werde, sondern mit den Motto-Zielen. Doch bevor wir darangehen, möchte ich euch zuerst einen kurzen Einblick in die heutige Zielpsychologie geben.

Im Zürcher Ressourcen Modell hat bei der Formulierung eines Ziels das emotionale Erfahrungsgedächtnis eine gehörige Portion mitzureden. Damit ein Ziel jedoch handlungswirksam sein kann, müssen einige Grundregeln beachtet werden. Auf dem Flipchart seht ihr die Abbildung einer Zielpyramide, die aus drei unterschiedlichen Ebenen besteht: Verhalten, Ergebnis und Haltung. In der Wissenschaft werden Ziele hierarchisch geordnet. Jede Ebene der Pyramide steht für unterschiedliche Fragen, die im Zusammenhang mit Zielen auftauchen können. Bei der Einordnung der Ziele auf die jeweilige Ebene kommt es unter anderem auf deren sprachliche Formulierung an." Der Seminarleiter zeigt auf die untere Ebene der Pyramide und erklärt: „Hier auf dieser Ebene, der Verhaltensebene, geht es bei der Zielformulierung um die Frage: Wie möchte ich mein Ziel erreichen? Soll heißen: Welche Mittel habe ich dafür zur Verfügung? Und möchte ich sie einsetzen? Die zweite Ebene der Zielpyramide, die Ergebnisebene, spricht das Was des Vorhabens an. Was will ich erreichen, was ist mein Ziel? Die oberste Ebene, quasi die Spitze der Zielpyramide, bildet die Haltungsebene. In dieser geht es um das Warum. Warum will ich etwas erreichen? Hier ist die Frage nach einem Grund für das Ziel entscheidend. Aus aktuellen wissenschaftlichen Untersuchungen weiß man, je weiter oben ein Ziel formuliert wird, desto höher ist seine Motivationskraft. Genau umgekehrt verhält es sich mit der Ausführungsgenauigkeit. Formuliert ihr ein Ziel auf der Verhaltensebene, dann wisst ihr genau, was ihr zu tun habt. Es war hier schon von dem Zieltyp SMART die Rede. Bei diesem Zieltyp geht es um Genauigkeit. Wobei die Buchstabenkombination ein Akronym darstellt. S = Spezifisch (klar formuliertes Ziel), M = Messbar (das Ziel kann objektiv untersucht und bewertet werden), A = Attraktiv (das Ziel wirkt aktivierend), R = Realistisch (das Ziel ist zu erreichen) und T = Terminiert (es gibt einen Zeitpunkt, zu dem das Ziel erreicht werden soll).

Ist das Ziel auf der Haltungsebene formuliert, ist die Motivationskraft der Zielumsetzung sehr hoch. Auf dieser Haltungsebene werden die Motto-Ziele formuliert. Im

ZRM-Training arbeiten wir bei der Überquerung des Rubikon mit genau diesem Zieltypus. Motto-Ziele werden nicht in Form von konkreten Zielen formuliert, wie im SMART-Modell, sondern in Form von allgemeinen Zielen. Mit Motto-Ziel soll ausgedrückt werden, dass dieser Zieltyp das Handeln der Person, die ihn einsetzt, gewissermaßen unter ein Motto stellt. Durch Motto-Ziele wird kein konkreter Plan vorgegeben, sie artikulieren vielmehr die innere Haltung der Handelnden. Ähnlich wie beim Lebensmotto eines Menschen. Bei einem Lebensmotto geht es auch nicht um eine konkrete Handlung, eher darum, wie ich mein Leben gestalten möchte, wie ich sein möchte oder wie ich mich fühlen möchte. Es hat sich gezeigt, dass dieser Zieltypus auch das Unbewusste anspricht, während konkrete spezifische Ziele nur den Verstand ansprechen. Motto-Ziele erzeugen mehr Optimismus als konkrete Ziele und auch mehr Widerstandsfähigkeit bei Misserfolg. Sie erhöhen die Selbstmotivierungsfähigkeit sowie das Gefühl, selbstbestimmt zu sein. Außerdem steigern Motto-Ziele die Zielbindung – auch bei unangenehmen Pflichten, wie zum Beispiel der Nagelpflege von Patienten oder in herausfordernden Situationen wie zum Beispiel Angehörigengespräche in stressigen Zeiten." Alle blicken nun noch einmal auf die Grafik.

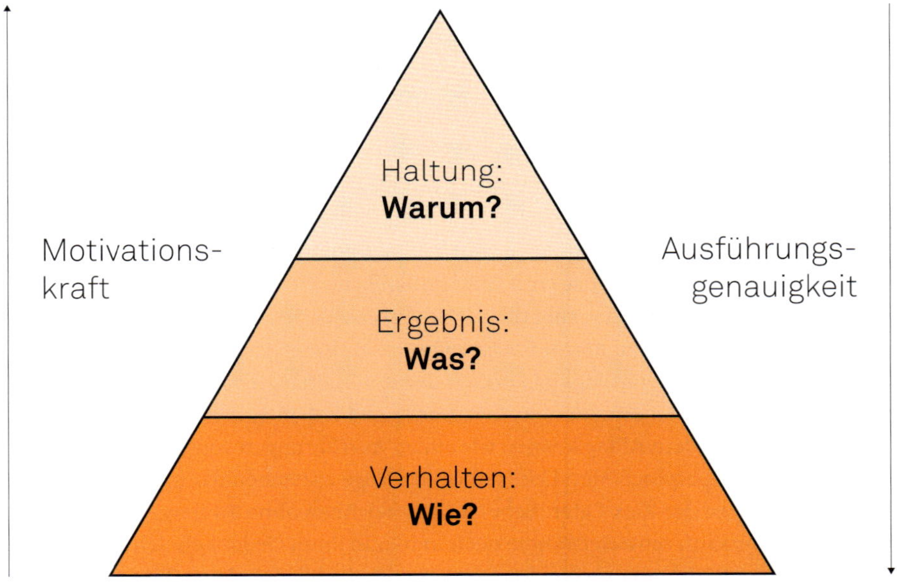

Quelle: Weber, J. & Storch, J. (2012). Tigerblick trifft Himbeerlächeln. Bern: Verlag Hans Huber. S. 99.

„Ich habe dazu eine Frage", meldet sich Anna. „Wenn ich mir in der Woche 30 Minuten mehr Zeit für mich nehme, um zu relaxen, ist das doch ein Verhalten, oder?" „Machen wir eine Beispielrunde, um die Zielpyramide zu verdeutlichen", antwortet der Seminarleiter. Er erklärt: „Mit dem Vorhaben, sich mehr Zeit für sich zu genehmigen, befinden wir uns auf der Ergebnisebene. Richtig? Eine Zielformulierung dafür könnte lauten: Ich will mir mindestens eine Stunde Zeit in der Woche für mich selbst genehmigen und auf der Couch liegen und ein interessantes Buch lesen. In diesem Satz steckt im Prinzip schon das Ergebnis drin: Eine Stunde in der Woche Auszeit. Die grundsätzliche Frage auf der Ergebnisebene lautet ja: Was will ich erreichen? Im Alltag ist es dann häufig so, dass die Menschen nach dem Festlegen des Was in der Zielpyramide nach unten in die Verhaltensebene gehen und sich mit der Frage auseinandersetzen, was genau sie tun müssen, um ihr Ziel zu erreichen. Sie machen sich dann Pläne, besorgen sich Bücher, lesen Tipps und Tricks, melden sich eventuell bei Yogakursen an oder kaufen sich Blu-Rays für den Sonntagnachmittag, um auf der Couch rumzulümmeln. Einige Zeit lang klappt das auch, aber spätestens nach acht Wochen hat der Alltag die ganzen tollen Vorsätze geschluckt. Und was bleibt? Ein schlechtes Gewissen, dass man sich wieder einmal nicht an das Vorhaben gehalten hat."

Der Seminarleiter macht eine kurze Pause in seiner Ausführung, lächelt und fährt dann fort: „Die Frage ist, wie es dazu kommt? Aus motivationspsychologischer Sicht ist der direkte Weg vom ‚Was will ich?' zum ‚Wie mache ich das?' falsch. Mit reinen Verhaltensanweisungen, die sich ausschließlich an den Verstand wenden, fehlt ein entscheidender Punkt der Motivationskraft – die Kraft des starken unbewussten emotionalen Erfahrungsgedächtnisses."

Das ist nachvollziehbar, denkt sich Sabine. Dass ich es nicht schaffe, am Telefon nein zu sagen, hat womöglich gar nichts damit zu tun, dass ich willensschwach bin, sondern womöglich damit, dass ich meinen Bauchgefühlen und deren Energien nicht genug Beachtung schenke. Ich finde, das macht Sinn. Auf meinen Bauch, die somatischen Marker, zu hören, habe ich nie gelernt. „Motivationspsychologisch korrekt ist es zunächst einmal, auf die somatischen Marker und das emotionale Erfahrungsgedächtnis zu hören", fährt der Seminarleiter mit seiner Ausführung fort. „Damit holt man sie mit ins Boot und wechselt dann erst auf die Verhaltensebene, um konkrete Pläne mit hoher Ausführungsgenauigkeit zu machen. Das unbewusste emotionale Erfahrungsgedächtnis wohnt in der Zielpyramide, ganz oben auf der Haltungsebene. Hier formulierte Ziele sind nachgewiesenermaßen motivierender und haben eine höhere Erfolgswahrscheinlichkeit. Aus dem Alltag kennen wir einige Ausführungen von Mottos, beispielsweise die eben angesprochenen Lebensmottos: Wege entstehen dadurch, dass wir sie gehen. Der Weg ist das Ziel. Oder: Leben ist wie zeichnen ohne Radiergummi." Das ist jetzt echt interessant, schwelgt Sabine noch immer in ihren Gedanken. Ich liebe solche Motto-Sprüche. Ich habe ja auch einen in meiner Küche hängen: Jeder Tag ist ein neuer Anfang.

Der Seminarleiter erklärt weiter: „Im ZRM-Training werden also Motto-Ziele gebildet, die in den verschiedensten Bereichen und zu den unterschiedlichsten Themen genutzt werden. Immer wenn jemand lernen möchte, mit einer Sache, mit anderen Menschen oder auch mit sich selbst anders umzugehen, ist es wichtig, dass der Verstand und das Unbewusste – das emotionale Erfahrungsgedächtnis – bei dem Vorhaben und der

Zielformulierung mitreden dürfen. Diese Synchronisation der beiden Systeme wird durch das Motto-Ziel sichergestellt. Hierdurch erreicht ihr eine optimale Selbstmotivierung", erläutert der Seminarleiter. „Wenn beide Systeme, Verstand und Unbewusstes, ein Ziel synchronisiert formuliert haben, ist die Überquerung des Rubikon gelungen, und ihr befindet euch somit in der dritten Phase des Rubikon-Prozesses, der Phase der Intention. Damit ihr in die dritte Phase übergehen könnt, erkläre ich euch noch ein paar Dinge zur korrekten Motto-Ziel-Formulierung: Das Motto-Ziel formuliert eine neue Haltung in einer für euch konkreten Situation, beispielsweise dass du, Franzi, zu Hause auf der Couch liegen kannst, entspannst und eben nicht mehr an die Arbeit denken musst. Diese Formulierung ermöglicht euch, durch die Änderung der Affektlage das jeweils benötigte Affektsystem zu aktivieren. Mit einer Zielformulierung auf der Verhaltensebene kann kein Affektwechsel hergestellt werden, da die Verhaltensebene nur den Verstand anspricht und nicht das Unbewusste. Für die Affektregulation benötigen wir aber das Unbewusste.

Auf dem nächsten Flipchart habe ich euch ein paar Beispiele für Motto-Ziele aufgeschrieben, damit ihr ein erstes Gefühl für diesen Zieltyp bekommt. Es ist normal, dass man am Anfang etwas Mühe hat mit der Formulierung der Motto-Ziele, da die meisten von euch es nicht gewohnt sein dürften, mit diesem Zieltyp zu arbeiten. Aber schnell werdet ihr merken, wie einfach es ist, diese Art von Zielen zu formulieren, da vor allem das Fühlen und weniger das Denken im Vordergrund steht."

Beispiele für Motto-Ziele

- Ich strahle Wunderenergie aus.
- Mit der Kraft der Karawane wandere ich mutig eine Etappe nach der anderen.
- Voller Energie starte ich in ein rosa Abenteuer und freue mich auf glitzernde Himbeertörtchen.
- Ich gehe meinen Weg, bin frei und grüße die Welt.
- Über den Gipfeln sehe ich klar und weit.
- Als Turm in der Brandung atme ich durch und behalte den Durchblick.
- Im Kreislauf der Natur ruhe ich in mir – kraftvoll, strahlend und weich.
- Kraftvoll wie ein Löwe kralle ich mir jede Beute.

„Wie setzen sich nun aber die Motto-Ziele zusammen?", macht der Seminarleiter weiter. „Ihr bekommt nun im nächsten Arbeitsschritt von euren Gruppenmitgliedern wieder einen Ideenkorb zu möglichen Motto-Zielen. Der Ablauf dieser Ideenkorb-Runde ist von der Rollenverteilung her genauso wie beim Ideenkorb zu den Lieblingswörtern. Person eins legt ihr Arbeitsblatt mit ihren Lieblingswörtern und der Wunschformulierung oder den Wunschformulierungen in die Mitte, woraufhin die anderen anfangen, spielerisch neue, fantasievolle, bunte und blumige Motto-Ziele in den Korb zu werfen. Hierbei geht es nicht darum, dass die Sätze grammatikalisch korrekt sind, sondern darum, dass die Sätze das Unbewusste in bildhafter Sprache ansprechen. Schaut euch dazu die Lieblingsideen und Wunschformulierungen an und kombiniert diese zu neuen Sätzen. Und schaut bitte, dass die Sätze im Präsens formuliert sind. Alle Modalverben werden jetzt weggelassen, also statt ‚Ich möchte stark sein wie ein Bär' einfach ‚Ich bin stark wie ein Bär', ‚Ich handle wie ein Bär' oder ‚Ich bin ein Bär'. Durch diese Umformulierung wird aus der gewählten Wunschformulierung die erste Fassung des Motto-Ziels."

„Aber Moment mal", meldet sich Helmut ratlos, „das ist ja genau mein Problem. Eben, bei der Wunschformulierung, habe ich aufgeschrieben, dass ich festen Schrittes meinen Weg gehe und mich gut fühle. Das ist aber eine Sache, die ich mir schon des Öfteren selbst gesagt habe. Und jetzt soll es auf einmal funktionieren? Es wäre schön, wenn es so wäre. Aber nur, weil ich jetzt einen Satz im Präsens formuliere, der ausdrückt, wie ich mich gerne verhalten würde, werde ich es ja sicherlich nicht direkt so umsetzen können, oder?" Die Antwort des Seminarleiters kommt prompt: „Helmut, da hast du recht. Bei diesem Schritt sind wir erst in der dritten Phase des Rubikon-Prozesses – der Intentionsphase. Manchen Menschen gelingt es auf Anhieb, mit einem Motto-Ziel in die fünfte Phase – die Phase der Handlung – zu gelangen und von Anfang an zielgerichtet zu handeln. Aber es ist überhaupt nicht schlimm, wenn es nicht direkt gelingt, nur mit dem Motto-Ziel zielgerichtet zu handeln. Denn dafür gibt es ja die vierte Phase im Rubikon-Prozess – die Phase der präaktionalen Vorbereitung. In dieser Phase lernt ihr Strategien, Techniken und Ressourcen so einzusetzen, dass es in der fünften Phase auch zur zielgerichteten Handlung kommt. Bevor ihr jedoch überhaupt zur Handlung übergehen könnt, braucht ihr eine handlungswirksame Intention, also ein Motto-Ziel. Und in dieser Phase befinden wir uns derzeit – in der dritten Phase. Hier ist es nun erlaubt, einfach mal mit den Lieblingswörtern und der Wunschformulierung ein Motto-Ziel zu entwickeln. In dieser Phase ist es besonders wichtig, dass das eigene Unbewusste mit im Boot sitzt. Das wird einerseits durch die Formulierung einer Absicht mithilfe der Lieblingswörter und andererseits durch die Umformulierung des Wunsches in die Gegenwartsform sichergestellt." Helmut nickt zufrieden. „Ich würde gerne, bevor ihr loslegt, mit einem von euch eine kurze Beispielsequenz durchspielen", beendet der Seminarleiter seine Ausführung. „Ich mache das sehr gerne", meldet sich Anna. Der Seminarleiter notiert auf dem Flipchart:

Anna

Bild: ruhiges Wasser
Lieblingswörter: Ruhe, Tiefe, Ausgleich, Anker, Unendlichkeit, Unterwasserwelt, Stärke
Wunschformulierung: Ich will mich fühlen wie das Meer, unendlich, ausgeglichen und fest verankert.

Der Seminarleiter fragt in die Runde: „Wie können diese Wörter zu einer Wunschformulierung im Präsens, also zu einem Motto-Ziel, verstrickt werden?“ Daraufhin sammelt die Gruppe einige Ideen und notiert sie auf Annas Ideenkorb-Arbeitsblatt. Anna sitzt da wie mit einem Pflaster auf dem Mund und mit großen Ohren und achtet bei den Spenden von möglichen Motto-Ziel-Ideen auf ihre somatischen Marker.

Ideenkorb Motto-Ziele – Anna

- Ich habe unendliche Unterwasserstärke und bin ausgeglichen wie ein Anker.
- Im tiefen Blau bin ich ausgeglichen und stark.
- Wie ein Anker ruhe ich in meiner Unterwasserwelt.
- Stark und tief bin ich ausgeglichen und ruhig.
- Ich kenne meine Stärken in der Tiefe und ruhe mit Ausgleich.
- Fest verankert bin ich ruhig und stark.
- In meiner Unterwasserwelt bin ich der Anker.
- Im tiefen unendlichen Blau bin ich stark.
- Stark und ausgeglichen ruhe ich wie ein Anker.
- Tief in der Unterwasserwelt bin ich ausgeglichen und ruhig.

„Wenn es keine weiteren Fragen mehr zum Vorgehen gibt, dann würde ich sagen, ihr setzt euch nun wieder zu dritt zusammen und füllt die Ideenkörbe eurer Gruppenmitglieder“, wendet der Seminarleiter sich den Teilnehmenden zu. Die Gruppenmitglieder nutzten nochmal die tolle Gartenanlage des Hotels, um ihre Ideenkörbe zum Überquellen zu bringen. Die Anweisung war, die Gruppen so zu mischen, dass nicht dieselben Mitglieder wie in der Runde zuvor in den Gruppen zusammenarbeiten. So können neue Gedanken und Ideen entstehen und gespendet werden. Die Sonne ist an diesem Nachmittag sehr stark, so dass sich die Teilnehmenden in den Schatten setzen. Der Ausblick auf den riesigen Garten, ja fast schon Park, ist einfach traumhaft, und Sabine merkt, wie sie es genießt, einfach mal nicht an die Arbeit zu denken und den Tag ganz für sich zu nutzen. So wie heute habe ich schon lange nicht mehr abschalten können, denkt sie sich. Ich merke gerade, wie wichtig das für mich und mein Wohlbefinden ist. Und irgendwie freue ich mich auch schon auf morgen. „Sabine!“, ruft Franzi nun schon zum dritten Mal und reißt sie aus ihren wohligen Gedanken. „Möchtest du beginnen?“ „Eh, ja können wir machen, sorry. Ich war gerade woanders“, grinst Sabine verlegen, noch immer etwas benommen. Sie legt ihr Bären-Bild in die Mitte und dazu ihr Ideenkorb-Arbeitsblatt. Nach einer Weile ergeben sich folgende Zielformulierungen für sie:

Ideenkorb Motto-Ziele – Sabine

- Gelassen und frei tanke ich entspannt Kraft für neue Abenteuer.
- Stark wie ein Bär teile ich mir meine Kräfte für neue Abenteuer ein.
- Entspannt tanke ich Kraft und fühle mich frei.
- Ich bin entspannt und frei, teile mir meine Kräfte ein und freue mich dann mit Bärenstärke auf das nächste Abenteuer.
- Frei wie ein Bär bin ich stark in jedem Abenteuer.
- Ich gönne mir kraftvolle Gelassenheit und tanke entspannte Bärenkräfte.
- In meinen Abenteuern bin ich entspannt und frei.
- Ich teile mir meine Kräfte ein und tankte bärige Gelassenheit.
- In meinen Abenteuern teile ich mir meine Kräfte ein.
- Entspannt und frei starte ich in neue Abenteuer und tanke Kraft und Gelassenheit wie ein Bär.

Anschließend begibt sich die Gruppe an Franzis zukünftigen Ideenkorb und füllt ihn schnell:

Ideenkorb Motto-Ziele – Franzi

- Hoch hinaus habe ich Ruhe und Freiheit.
- Oben angekommen behalte ich einen klaren Überblick.
- Hoch hinaus fühle ich mich frei und angekommen.
- Im Hier und Jetzt fühle ich mich frei und angekommen, vertraue auf meine Seilschaft und genieße die Ruhe.
- Ich vertraue auf meine Seilschaft und habe klare Sicht auf die Freiheit.
- Hoch hinaus habe ich eine klare Sicht auf meine Ruhe und Gelassenheit.
- Mit Vertrauen auf meine Seilschaft bin ich ruhig, fühle mich angekommen und behalte eine klare Sicht.
- Ruhig und frei vertraue ich auf meine Seilschaft.
- Ich genieße die Ruhe und behalte eine klare Sicht im Hier und Jetzt.
- Seilschaftliches Vertrauen.

Schließlich kommt auch Helmut, der Dritte in der Runde, zu seinem frisch gefüllten Ideenkorb mit folgenden Motto-Ziel-Ideen:

Ideenkorb Motto-Ziele – Helmut

- Mit fester Sohle beschreite ich jeden Weg.
- Selbstbewusst gehe ich festen Schrittes mutig meinen Weg.
- Ich belohne mich mit Ausgleich und gehe selbstbewusst meinen Weg.
- Selbstbewusst und mit fester Sohle gehe ich mutig meinen Weg des Fortschritts und belohne mich mit ausgleichenden Aktivitäten.
- Mutig und selbstbewusst gehe ich mit fester Sohle auf dem Weg des Ausgleichs.
- Ausgeglichen und selbstbewusst gehe ich meinen Weg.
- Mit fester Sohle zur Belohnung.
- Ausgleich, Mut und Selbstbewusstsein sind in meiner festen Sohle.
- Meinen Weg beschreite ich mit selbstbewusster Sohle.
- Mein Weg führt mich zum selbstbewussten Ausgleich.

Auch die zweite Gruppe hat in der Zwischenzeit fleißig gearbeitet und präsentiert nun stolz ihre Ideenkörbe. Zuerst ist Paul an der Reihe:

Ideenkorb Motto-Ziele – Paul

- Konzentriert und mit Lachen fange ich zielsicher jeden Fisch.
- Zielsicher und glücklich fange ich jeden Fisch.
- Stolz präsentiere ich meine Fische.
- Glücklich und konzentriert erreiche ich jedes Ziel.
- Mit Erfolg halte ich meine Fische an der Angel.
- Mit meiner Angel fange ich Stolz, Glück und Erfolg.
- Lächelnd bin ich stolz auf meinen fetten Fang.
- Voller Stolz und lächelnd konzentriere ich mich zielsicher auf meinen Erfolg.
- Glücklich und stolz fange ich die dicksten Fische.
- Zielsicher konzentriere ich mich auf meinen Erfolg.

Für Martin haben sie die folgenden Formulierungen gefunden:

Ideenkorb Motto-Ziele – Martin

- Mit Benzin im Motor habe ich Spaß am Leben und bin begeistert bei jedem Erlebnis.
- Benzin im Motor.
- Zufrieden und begeistert habe ich Spaß am Leben.
- Mit Benzin läuft mein Motor mit voller Begeisterung.
- Mit Begeisterung verbrenne ich Benzin im Leben.
- Der Motor des Lebens läuft mit Spaß und Begeisterung bei jedem Erlebnis.
- Benzin im Leben und der Motor hat Spaß.
- Zufrieden lebe ich meine Begeisterung und habe Spaß am Leben.
- Ich erlebe begeistert jedes Lebensbenzin.
- Mein Motor läuft mit Begeisterung zufrieden in jedem Erlebnis des Lebens.

Da Anna bereits in der Plenumsrunde ihren Ideenkorb gefüllt bekommen hat, darf sie während dieser Runde kräftig beim Sammeln von Motto-Ziel-Ideen helfen.

Ideenkorb für Mein Motto-Ziel

Arbeitsblatt

- ....
....
- ....
....
- ....
....
- ....
....
- ....
....
- ....
....
- ....
....
- ....
....
- ....
....
- ....
....

Quelle: Grauwiler, D. (2016). Selbstmanagement im Job: Berufliches Wohlbefinden mit ZRM®. Bern: Hogrefe. S. 192.

„Bevor wir gleich gemeinsam den heutigen Tag beenden", wendet sich der Seminarleiter wieder an die Gruppe, „möchte ich euch noch bitten, dass ihr den gerade erhaltenen Ideenkorb mittels Affektbilanz auswertet und das Ergebnis auf dem Arbeitsblatt mit der Überschrift ‚Mein Motto-Ziel in der heutigen Fassung' notiert. Mit dieser ausgewählten Version eures Motto-Ziels werden wir morgen dann weiterarbeiten und uns um dessen Optimierung kümmern. Für die heutige Version dürft ihr ein Motto-Ziel eures Ideenkorbs nehmen, zwei oder mehrere Motto-Ziele miteinander kombinieren, oder aber ihr kreiert ein völlig eigenständiges neues Motto-Ziel, das euch selbst eingefallen ist. Wichtig ist dabei, dass ihr euer Motto-Ziel mittels Affektbilanz überprüft und so entscheidet, welche dieser Formulierungen euch am besten gefällt. Zur Erinnerung: Die Affektbilanz muss auf der Positivskala mindestens einen Wert von plus 70 haben, und auf der Negativskala darf kein Ausschlag zu spüren sein."

„Also, ich hätte nicht gedacht, dass so viele Ideen zusammenkommen", überlegt sich Sabine verwundert, „und dass es mich irgendwie fesselt, ein Ziel in einer bildhaften, blumigen Sprache zu formulieren. Anfangs habe ich gedacht, das kann doch überhaupt nicht funktionieren, das ist doch alles Humbug. Was soll ich da spüren? Wie soll so ein Ziel auf diese Art und Weise wirken? Aber als ich dann die Ideen von den anderen Gruppenmitgliedern gehört habe, habe ich richtig gemerkt, wie es in meinem Bauch angefangen hat zu kribbeln: Ich gönne mir kraftvolle Gelassenheit und tanke entspannte Bärenkräfte. Ein wahnsinniger Satz! Selbst jetzt, wenn ich ihn übertrage auf mein Arbeitsblatt, merke ich richtig, wie es unter meinem Brustbein anfängt warm zu werden und wie ich mich darauf freue, auch mal einfach entspannt auf der Couch zu liegen und meine Bärenstärke aufzutanken, um diese in meinen Abenteuern auf Station zu nutzen.

Auch wenn der Satz von der Logik her nicht stimmig ist: kraftvolle Gelassenheit, entspannte Bärenkräfte. Wie soll denn Gelassenheit kraftvoll sein? Aber egal, für mich ist der Satz so perfekt, ich merke richtig, was für eine Energie er bei mir freisetzt. Das ist mein Motto-Ziel: Ich gönne mir kraftvolle Gelassenheit und tanke entspannte Bärenkräfte!" Auch die anderen Teilnehmenden entscheiden sich für ein Motto-Ziel, so dass sich schließlich folgende Formulierungen ergeben:

Sabine: Ich gönne mir kraftvolle Gelassenheit und tanke entspannte Bärenkräfte.	**Franzi:** Ruhig und frei vertraue ich auf meine Seilschaft.
Anna: Ich habe unendliche Unterwasserstärke und bin ausgeglichen wie ein Anker.	**Paul:** Voller Stolz und lächelnd konzentriere ich mich zielsicher auf meinen Erfolg.
Martin: Benzin im Leben und der Motor hat Spaß.	**Helmut:** Selbstbewusst und mit fester Sohle gehe ich mutig meinen Weg des Fortschritts und bleibe immer auf meinem Weg.

Quelle: Daniel Oster

Mein Motto-Ziel in der jetzigen Fassung

Arbeitsblatt

....

....

....

....

....

....

....

....

....

....

....

....

....

....

....

....

....

....

....

Quelle: Storch, J. & Weber, J. (2013). Wolf packt La(h)ma. Bern: Verlag Hans Huber. S. 120.

„Ich möchte euch ein Kompliment machen“, beginnt der Seminarleiter, „für eure Offenheit gegenüber diesem Thema. Ohne euer großartiges Engagement hätten wir heute nicht so viel erreicht. Jeder von euch hat ein erstes Motto-Ziel. Das finde ich toll. Ich wünsche euch jetzt noch einen schönen Abend und freue mich schon auf den gemeinsamen Tag mit euch morgen.“ Zum Abschluss klatschen alle Beifall für diesen ereignisreichen und erfolgreichen Tag. Im Auto fragt Sabine ihre Freundin Franzi, wie es ihr gefallen habe und was sie gerade denke. „Du, also ich fand es sehr anstrengend“, sprudelt es aus Franzi heraus, „aber auch zugleich sehr interessant. Und diese mitreißende Art von unserem Seminarleiter finde ich bemerkenswert. Ich bin zwar jetzt platt, aber irgendwie fühle ich mich richtig gut.“

„Am interessantesten fand ich das Thema mit den zwei Bewertungssystemen, dem Verstand und dem Unbewussten mit dem emotionalen Erfahrungsgedächtnis. Warum grinst du jetzt?“, fragt Franzi Sabine und verzieht das Gesicht. „Ach, nur so“, antwortet Sabine, „dafür, dass du erst gar nicht mitkommen wolltest, bist du jetzt in deiner Ausführung richtig euphorisch. Das gefällt mir. Ich habe es gern, wenn meine Freundin begeistert ist und nicht Trübsal bläst. Ich freue mich für dich, und deshalb musste ich grinsen.“ „Ja, stimmt“, erwidert Franzi, „mir hat es echt gut gefallen heute. Ich finde mein Motto-Ziel toll, und ich bin gespannt, wie es wirkt, wenn ich es das erste Mal ausprobieren kann.“

„Aber wie hat es dir denn gefallen, Sabine?“ Sabine überlegt kurz und meint dann: „Ich habe mit Maren am Telefon schon ein wenig über das Thema gesprochen. Sie hat versucht, mir das Zürcher Ressourcen Modell zu erklären. Weil ich aber nicht so richtig verstanden habe, was da genau passiert, bin ich noch ins Internet auf die Seite www.zrm.ch gegangen und habe mich dort ein wenig eingelesen. Als ich in der linken Spalte gesehen habe, dass es auch Seminare speziell für Pflegekräfte gibt, dachte ich, dass ich es ausprobieren sollte. Obwohl ich es alleine vom Lesen und von den Erklärungen von Maren nicht hundertprozentig verstanden habe, überlegte ich so für mich: Was da wohl alles auf mich und uns zukommen wird? Jetzt kann ich meine Bedenken gar nicht mehr nachvollziehen. Der Tag ging so irre schnell rum. Die Themen werden wirklich sehr gut erklärt, der Seminarleiter nimmt sich alle Zeit, die er braucht, um uns unsere Fragen zu beantworten, die Beispiele haben einen griffigen Bezug zu unserem Pflegealltag, und auch die Wissenschaftlichkeit, die hinter dem Thema steht, ist beeindruckend. Du merkst, das ist absolut mein Ding, Franzi. Mir hat es heute sehr gut gefallen. Ich freue mich aber auch auf zu Hause, obwohl ich noch kochen und die Wäsche aufhängen muss. Ich hoffe nur, dass Chris heute Abend mit seinen Kumpels einen Spieleabend am Computer macht und mir nicht ständig zwischen die Füße läuft. In letzter Zeit merke ich, wie wenig wir uns sehen durch den Schichtdienst. Er ist so anhänglich und möchte abends andauernd kuscheln. Aber wenn ich genervt und gestresst aus dem Krankenhaus komme, bin ich froh, wenn ich abends mal Zeit für mich habe. Verstehe mich bitte nicht falsch, ich liebe ihn über alles, und ich möchte auch, dass wir bald heiraten. Aber kannst du mich verstehen, wenn ich abends dann einfach mal nichts machen möchte?“ „Hey, klar! Absolut“, antwortet Franzi verständnisvoll. „Bei mir ist das nicht anders.“ Die zwei quatschen die ganze Autofahrt und wundern sich, dass sie schon bei Franzi vor der Haustür angekommen sind. Sie verabschieden sich mit einer Umarmung und vereinbaren einen Abholtermin für den nächsten Morgen, um wieder gemeinsam zum Kurs zu fahren.

Zu Hause angekommen wird Sabine von Chris im Jogginganzug, einem Glas Cola in der Hand, einem Kuss und mit den flüchtigen Worten begrüßt: „Hallo Schatz, schön, dass du wieder da bist. Ich habe mich mit den Jungs zum Zocken verabredet. Wir können ja später mal reden, wie es heute bei dir war.“ Sabine geht in die Küche und überlegt, was sie heute Abend kochen soll. Dazu öffnet sie den Kühlschrank, um sich inspirieren zu lassen, doch allmählich merkt sie, dass sie überhaupt keine Lust hat, nach dem zwar tollen, aber zugleich auch anstrengenden Tag jetzt noch in der Küche zu stehen und stundenlang zu kochen. Auf die Wäsche hat sie erst recht keinen Bock. Als sie in ihr Arbeitszimmer geht, um ihre Tasche für morgen zu richten, und sie nochmal auf ihr Bärenbild schaut, fällt es ihr wie Schuppen von den Augen. Heute Abend nutze ich meine kraftvolle Gelassenheit – meine entspannte Bärenkraft –, um morgen im Kurs voll da zu sein. In der Zeit, in der Chris mit seinen Jungs online ist, bestellt sie zwei Pizzen beim Lieferdienst, Chris’ Lieblingspizza Diavolo und für sich eine Pizza Hawaii, deckt den Tisch, inklusive einer Kerze und öffnet eine Flasche südafrikanischen Cabernet Sauvignon.

Als der Pizzalieferant an der Haustür klingelt, beendet Chris das Online-Spiel mit seinen Kumpels, um zu schauen, wer da kommt. Verwundert schaut er in die Küche, wo er zwei Gläser Rotwein und einen gedeckten Tisch erspäht. Sofort überlegt er, ob er ihren gemeinsamen Jahrestag versäumt hätte. Nein, kann nicht sein, denkt er sich, unser Jahrestag ist im September. Als er Sabine mit den zwei Pizzakartons in die Küche kommen sieht, fragt er sie mit Schweißperlen auf der Stirn: „Was ist los? Habe ich etwas vergessen? Was ist heute für ein Tag?“ „Alles gut, Schatz“, antwortet Sabine entspannt, „ich hatte nur keine Lust zu kochen, und ich wollte mit dir den Abend verbringen, ohne Stress. Ich hatte heute einen wirklich super Tag. Komm, ich erzähle dir davon!“ Sabine und Chris lassen den Abend in gemütlicher Zweisamkeit ausklingen. In einer Wolldecke eingepackt liegen sie nach dem Essen zusammen auf der Couch. Im Hintergrund läuft zwar der Fernseher mit dem Film, den sich die beiden ausgesucht haben, aber sie schauen nicht hin – Sabine erzählt von ihrem Tag und den klasse Erlebnissen, und Chris berichtet von der Arbeit. Die Flasche Rotwein leert sich allmählich, und Sabine und Chris merken beide, dass solche Momente der Zweisamkeit viel öfter genutzt werden sollten. Sie genießen den Moment – in vollen Zügen.

Das Ziel vor Augen

Kernkriterien für Motto-Ziele

Mit „Guten Morgen, Sabine" versprüht Franzi beim Einsteigen ins Auto gute Laune. Sabine bläst eine Strähne aus dem Gesicht und antwortet ebenfalls mit einem freundlichen, aber auch etwas gedämpften „Guten Morgen". „Was ist los?", fragt Franzi. „Nix, wieso?", antwortet Sabine. „Na, weil du nicht so gut gelaunt bist?!", fragt Franzi nochmal vorsichtig nach. „Doch, doch, ich bin gut gelaunt. Ich habe gestern Abend mit Chris einen schönen Abend gehabt, und gemeinsam haben wir eine Flasche Rotwein" – Sabine macht mit ihrer rechten Hand zwei Gänsefüße in der Luft – „geleert. Du weißt, ich vertrage nicht so viel Alkohol. Das bekommt mir heute Morgen nicht so gut", schmunzelt und seufzt Sabine. „Aber das wird wieder. Wenn wir gleich im Hotel sind, gebe ich alles. Ich habe richtig Lust auf den heutigen Tag." „Das heißt, du hast den gestrigen Abend ‚Bären-like' verbracht!", bemerkt Franzi. „Das finde ich gut. Ich wünschte, ich könnte auch schon mit meinem Motto-Ziel arbeiten. Ich bin echt gespannt, wie es wirkt, wenn ich nach dem Dienst nach Hause komme. Am Wochenende habe ich Frühdienst. Da werde ich alles dafür tun, dass ich mal, ohne mir Gedanken zu machen, einen schönen Nachmittag auf der Couch mit Tee und meiner Lieblingsfernsehsendung verbringe." Sabine nickt anerkennend mit zwei winzigen Augenringen und etwas blass um die Nase. „Sabine, du bist der Knaller", lacht Franzi, „nimm mal einen Schluck Wasser!" Franzi reicht Sabine ihre Wasserflasche, die sie heute Morgen in ihre Handtasche gesteckt hat. Heilfroh über die Flasche Wasser nimmt Sabine einen kräftigen Schluck und merkt, wie gut es ihr tut.

Noch zwei Ampeln und sie sind am Hotel. Der Morgen heute ist schon wieder ein Traum, keine Wolke am Himmel, und es ist auch nicht zu warm. Im Seminarraum warten schon Martin und Paul. Die vier begrüßen sich, und Sabine sieht schon wieder besser aus. Nach der ersten Tasse Kaffee vom Buffet und einem halben Brötchen ist sie wieder topfit. „Jetzt kann es losgehen", sagt sie freudestrahlend. Als alle Teilnehmenden und der Seminarleiter da sind, starten sie mit der Begrüßung durch den Seminarleiter pünktlich in den Tag: „Wow! Was für ein klasse Start, oder? Ich wünsche euch einen guten Morgen und freue mich, dass wir wieder alle zusammen sind. Heute am zweiten und leider auch schon vorerst letzten Tag. Wir beginnen heute Morgen mit etwas Aufmunterndem. Habt ihr Lust?", fragt er in die Runde. Von der Gruppe erhält er ein zustimmendes Nicken, und Helmut antwortet mit einem kräftigen: „Ja klar!" „Gut, dann bitte ich euch, einmal aufzustehen und vor eurem Stuhl stehenzubleiben", beginnt der Seminarleiter. Unter seiner Anleitung klatschen sich die Teilnehmenden gegenseitig mit den Worten „Ich bin topfit" ab, wobei sie nach jedem Abklatschen immer schneller werden, so schnell, dass zum Schluss nur noch Geklatsche und unverständliche Worthülsen durch den Raum schwirren. „Okay, okay, okay", beendet der Seminarleiter die Aufwärmrunde. „Ich denke, wir sind jetzt alle topfit. Danke, dass ihr mitgemacht habt." Sabine ist jetzt tatsächlich topfit und sagt in Franzis Richtung: „Das habe ich jetzt gebraucht."

Nachdem sich alle wieder auf ihren Platz gesetzt haben, fährt der Seminarleiter mit der Einstiegsrunde fort: „Wir machen heute da weiter, wo wir gestern stehengeblieben sind. Ihr habt gestern euer Motto-Ziel gebildet. Heute geht es an den Feinschliff und das Tuning des Motto-Ziels. Danach werden wir uns die verschiedenen Ressourcen anschauen, die euch dabei helfen, motto-ziel-gerecht zu handeln. Damit euer Motto-Ziel auch tatsächlich zielrealisierend wirkt, schauen wir zuerst, ob euer gebildetes Ziel von gestern die drei Kernkriterien erfüllt." Dafür blättert der Seminarleiter an dem Flipchart eine Seite um. Zu lesen sind nun die drei Kernkriterien für Motto-Ziele:

Kernkriterien für Motto-Ziele

1. Ein Motto-Ziel ist als Annäherungsziel zu formulieren.
2. Ein Motto-Ziel ist vollständig unter meiner eigenen Kontrolle.
3. Ein Motto-Ziel weist eine Affektbilanz von -0 und mindestens +70 auf.

„Beim ersten Kriterium geht es darum", erläutert der Seminarleiter, „dass das Motto-Ziel als ‚Annäherungsziel' formuliert wird. Annäherungsziele sind Ziele, die ein gewünschtes Verhalten beschreiben. Wenn es mein Ziel ist, während der Visite ruhig und gelassen zu bleiben, könnte eine Variante meines Ziels lauten: Ausgeglichen beschreite ich jedes Abenteuer und trage Sorge für mich. Mit einer solchen Annäherung wird eine Haltung klar zum Ausdruck gebracht. Damit fällt es uns leichter, in diesen Situationen auch ruhig und gelassen zu bleiben. Ziele, die nicht als Annäherungsziel beschrieben werden, werden als ‚Vermeidungsziele' bezeichnet. In unserem Beispiel würde das Ziel ‚Ich werde mir während der Visite nicht anmerken lassen, dass ich genervt bin von dem ständigen Hin und Her' lauten. Das Problem bei dieser Art, Ziele zu formulieren, stellt die Verneinung dar, die in dem Wort ‚nicht' steckt. Unser Gehirn und besonders das Unbewusste finden Bilder sehr attraktiv. Könnt ihr euch noch dran erinnern? Für die Wörter ‚nicht', ‚keine' oder ‚ohne' gibt es aber keine Bilder.

Ich gebe euch ein Beispiel. Wenn ich euch jetzt bitte, nicht an einen rosafarbenen Elefanten auf einem Skateboard zu denken, welches Bild habt ihr sofort im Kopf?

Obwohl ich gesagt habe, ihr sollt nicht dran denken", schmunzelt der Seminarleiter und lässt das Beispiel kurz sacken. Die Teilnehmenden müssen unwillkürlich über ihre eigene Verblüffung lachen. „Das stimmt. Ich habe es nicht geschafft, an einen grauen Elefanten zu denken", sagt Anna. An dieser Stelle sei auch gesagt", erläutert der Seminarleiter, „dass es Wörter gibt, in denen eine versteckte Vermeidung steckt. Beispielsweise in den Wörtern ‚sorgenfrei', ‚grenzenlos', ‚ungehemmt', ‚problemlos', ‚stressfrei' und so weiter. Im Prinzip in allen Wörtern, die mit einem ‚un-' beginnen und mit ‚-los' und ‚-frei' enden. In diesen Wörtern steckt eine Negation. In ‚sorgenfrei' das Wort ‚Sorge', in ‚ungehemmt' das Wort ‚gehemmt'. Wenn das Motto-Ziel lauten würde Ich gehe sorgenfrei meinen Weg, wie könnte man es umformulieren, dass es ein Annäherungsziel ohne versteckte Vermeidung darstellt?" Paul meldet sich: „Zum Beispiel: Ich gehe ruhig und selbstbewusst durchs Leben." „Genau, das könnte eine Möglichkeit sein", antwortet der Seminarleiter.

„Ich habe mal eine Frage", meldet sich Anna. „In meinem Motto-Ziel habe ich das Wort ‚unendlich' drin. Ist das also auch ein Vermeidungswort?" „Um sicher zu sein, musst du das über die Affektbilanz beantworten. Wir können dir gerne ein paar andere Wörter in den Ideenkorb legen, und du schaust mit deinen somatischen Markern nach, ob dir eines davon besser gefällt, okay?", gibt der Seminarleiter als Antwort und bittet die Gruppe, Synonyme für das Wort „unendlich" zu finden. Die Gruppe macht Anna Angebote: „schwebend", „selbstbewusst", „offen", „frei", „gelöst", „locker", „natürlich". Bei einem Wort verspürt Anna, wie ihr Herz wohlig aufhüpft. Das Wort „selbstbewusst" hat es ihr angetan. Der Seminarleiter bitte sie, ihren Satz mit dem neuen Wort einmal laut vorzulesen: „Ich habe selbstbewusste Unterwasserstärke und bin ausgeglichen wie ein Anker. Kann ich auch den Anfang meines Motto-Ziels noch verändern?", fragt Anna. „Mir ist gerade durch den Kopf gegangen, dass der Satz viel besser klingt, wenn er mit Ich lebe meine ... beginnt." „Na klar, darfst du das", beruhigt sie der Seminarleiter. „Das Motto-Ziel ist nicht in Stein gemeißelt. Und gerade jetzt beim Tuning des Motto-Ziels darfst du es selbstverständlich ändern, wenn du merkst, dass es sich für dich dann besser anfühlt. Also möchtest du dein Motto-Ziel in Ich lebe meine selbstbewusste Unterwasserstärke und bin ausgeglichen wie ein Anker ändern? „Ja, das klingt viel besser", strahlt Anna über beide Ohren. „Darf ich dich fragen, wie du deine Affektbilanz mit dem neuen Motto-Ziel bewertest?", fügt der Seminarleiter noch an. Anna strahlt noch immer: „Auf der negativ-Skala definitiv 0 und positiv mehr als 90."

„Das freut mich für dich", sagt der Seminarleiter und fährt mit dem zweiten Kernkriterium für Motto-Ziele fort. „Als zweites Kernkriterium ist wichtig, dass euer Motto-Ziel hundert Prozent unter eurer Kontrolle ist. Was bedeutet das? Die Realisierung eures Motto-Ziels muss uneingeschränkt unter eurer Kontrolle sein. Insbesondere dann ist diese Regel zu beachten, wenn bei einem Motto-Ziel andere Personen eine Rolle spielen. Wir nehmen mal an, dass sich der Pfleger einer Aufnahmestation das Ziel erarbeitet hat: Ich begeistere die Patienten mit meinen humorvollen Späßen. Vielleicht um ihnen ein Stück ihrer Angst zu nehmen. Was aber, wenn der Patient gar nicht bespaßt werden will oder von dieser Aktion so gar nicht begeistert ist? In diesem Fall liegt der Erfolg des Ziels nicht in der Hand des Pflegers, ist nicht vollständig unter seiner Kontrolle. Dann ist ein Scheitern des Ziels doch vorprogrammiert, oder? Ihr könnt euer Motto-Ziel leicht überprüfen, indem ihr schaut, ob andere Personen oder Umstände den Erfolg eures Ziels beeinflussen können. Es ist wichtig, das Motto-Ziel so zu formulieren, dass ihr ganz alleine für das Erreichen des Ziels verantwortlich seid. Aber wenn ich eure bereits formulierten Ziele anschaue, fällt mir bei keinem eine Verletzung dieser Regel auf."

„Was müsste denn dann der Pfleger mit seiner Zielformulierung machen?", fragt Paul den Seminarleiter. Dieser antwortet: „Da ich mein Ziel nicht von anderen abhängig machen kann, zum Beispiel davon, wie jemand in einer Situation reagiert, muss das Ziel auch hier wieder umformuliert werden. Der Pfleger, der die Patienten auf humorvolle Weise begeistern möchte – was könnte der für ein Motto-Ziel formulieren, das hundert Prozent unter seiner Kontrolle ist?" Es macht sich eine kurze Stille im Raum breit. Anna und Franzi schauen sich fragend an, bis Helmut eine Idee in den Raum wirft: „Also, wenn das Unbewusste mit Bildern angesprochen werden soll und das Motto-Ziel als Annäherungsziel formuliert wird, dann vielleicht so etwas wie: Im Stationsalltag biete ich einen bunten Strauß voller Humor." „Ich bin begeistert, Helmut", bedankt sich der Seminarleiter. „Mit dieser Version bietet der Pfleger – unter seiner Kontrolle – dem Patienten einen Humor-Strauß an. Dabei kann der Patient selbst entscheiden, ob er das Angebot annimmt oder nicht. Der Pfleger hat aber keinen Misserfolg, wenn der Patient das Angebot nicht annimmt. Er hat trotzdem motto-ziel-gerecht gehandelt." Franzi schaut zu Anna rüber und nickt anerkennend, wobei sie ganz leicht ihre Augenbrauen hebt.

„Kommen wir zum dritten Kernkriterium", macht der Seminarleiter weiter. „In der Affektbilanz sollte das Motto-Ziel auf der Negativ-Skala einen Wert von 0 und auf der Positiv-Skala mindestens ein Plus von 70 aufweisen. Ihr wisst, bei der Formulierung des Motto-Ziels ist es wichtig, jeden negativen Affekt zu vermeiden und möglichst viel Freude und Lust zu verspüren, damit auch die Umsetzung des Ziels mit positiven Gefühlen und Emotionen erfolgt. Die größte Gefahr ist, dass das Erreichen des Ziels nicht funktioniert, wenn ihr einen negativen Affekt verspürt, und sei er auch noch so klein. Wenn einer von euch jetzt so etwas wie einen negativen Affekt verspürt, weil sich Unsicherheit darüber breitmacht, ob ihr das auch alles so schaffen werdet, wie ihr euch das vornehmt, dann seid beruhigt. Denn umsetzen müsst ihr das Ziel noch nicht. Dafür haben wir noch weitere Phasen des Rubikon-Prozesses vor uns. Die Vorbereitung und Planung der Handlung kommen noch. Jetzt habt ihr erst einmal Zeit, euch euer Motto-Ziel anzuschauen und zu überprüfen, ob alle drei Kernkriterien erfüllt sind."

Martin meldet sich, nachdem er sein Motto-Ziel überprüft hat, und merkt an, dass er das Gefühl hat, seine Affektbilanz stimme nicht. Auf der Negativ-Skala sei er zwar bei 0, aber irgendwas störe ihn an seinem Satz, so dass er nicht mit Gewissheit sagen könne, dass er auf der Positiv-Skala mindestens bei plus 70 stehe, eher so bei plus 60. Aktuell lautet das Motto-Ziel: Benzin im Leben und der Motor hat Spaß. Martin erhält von der

Gruppe ebenfalls einen Ideenkorb und bildet für sich, anhand der drei Kernkriterien, folgendes Motto-Ziel: Spielend leicht lasse ich meinen Motor mit Zufriedenheit laufen. „Das fühlt sich gleich viel, viel besser an", erklärt Martin. „Ich merke, dass mir diese kindliche Leichtigkeit von meinem Bild – mit dem Jungen am Oldtimer – gefehlt hat. Und es ist nicht das Benzin, das ich brauche, um den Motor am Laufen zu halten, sondern ich brauche meine Zufriedenheit. Jetzt gefällt es mir richtig gut. Vielen Dank euch allen", strahlt Martin. Wie sich herausstellt, weist das neue Motto-Ziel auf der Positiv-Skala der Affektbilanz einen Wert von plus 85 auf.

„Ich bitte euch nun noch, euer Motto-Ziel auf das folgende Arbeitsblatt zu übertragen", richtet der Seminarleiter das Wort wieder an die Gruppe. „Wenn ihr später zu einem neuen Vorhaben einen Ideenkorb fürs Feintuning braucht, dann könnt ihr auch leicht eure Familie, Freunde oder Arbeitskollegen fragen, beziehungsweise eure ‚sozialen Ressourcen'. Wer die sind, erkläre ich euch heute Nachmittag, also noch etwas Geduld." Die Teilnehmenden notieren ihre Motto-Ziele auf dem nächsten Arbeitsblatt:

Sabine: Ich gönne mir kraftvolle Gelassenheit und tanke entspannte Bärenkräfte.	**Franzi:** Ruhig und frei vertraue ich auf meine Seilschaft.
Anna: Ich lebe meine selbstbewusste Unterwasserstärke und bin ausgeglichen wie ein Anker.	**Paul:** Voller Stolz und lächelnd konzentriere ich mich zielsicher auf meinen Erfolg.
Martin: Spielend leicht lasse ich meinen Motor mit Zufriedenheit laufen.	**Helmut:** Selbstbewusst und mit fester Sohle gehe ich mutig meinen Weg des Fortschritts und bleibe immer auf meinem Weg.

Quelle: Daniel Oster

Überprüfung der drei Kernkriterien und überarbeitetes Motto-Ziel

Arbeitsblatt

Erste Fassung meines Motto-Ziels:

....

....

....

....

....

Das Motto-Ziel muss:

1. als Annäherungsziel formuliert sein
2. vollständig innerhalb der eigenen Kontrolle sein
3. eine Affektbilanz von −0 und mind. +70 aufweisen

Überarbeitete Fassung meines Motto-Ziels:

....

....

....

....

....

Quelle: Storch, J. & Weber, J. (2013). Wolf packt La(h)ma. Bern: Verlag Hans Huber. S. 134.

„Ich gratuliere euch“, nimmt der Seminarleiter den Faden wieder auf, nachdem die Teilnehmenden ihre Arbeitsblätter beiseitegelegt haben. „Ihr habt jetzt alle eine neue Haltung entwickelt und sie in Form eines Motto-Ziels ausformuliert. Das bedeutet, dass ihr nun alle in der dritten Phase des Rubikon-Prozesses seid, der Phase der Intention, in der ihr ein starkes Gefühl des Wollens verspürt. Ist das so?“, fragt er in die Runde. Die Teilnehmenden nicken, und Sabine flüstert Franzi ins Ohr: „Ich hatte gestern schon dieses Gefühl, und trotzdem geht es mir nach der Überprüfung der Kernkriterien besser – ich fühle mich bestätigt.“

Der Seminarleiter blättert an seinem Flipchart eine Seite weiter, und Sabine schaut verwundert auf das dort zu sehende Bild. Sie kann sich noch nicht vorstellen, um was es jetzt gehen soll. Die Überschrift lautet: „Neue Verhaltensmuster – Wie unser Gehirn lernt“.

Das Motto-Ziel und der Ressourcen-Pool

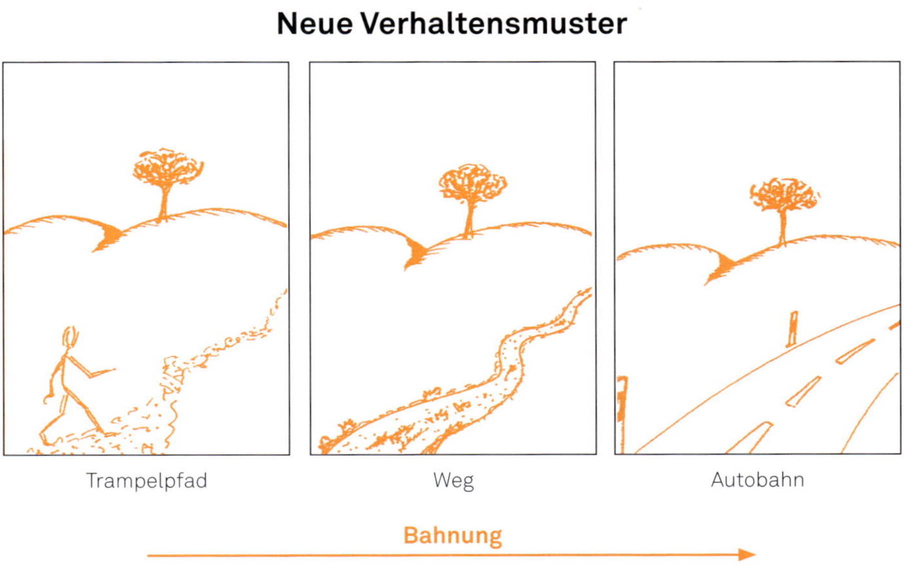

Quelle: Daniel Oster, Flipchart

Zu diesem Thema erklärt der Seminarleiter: „Ich sehe schon in einigen Gesichtern Fragezeichen. Was will er denn jetzt – oder? Ich möchte euch am Beispiel eines Trampelpfades das Lernverhalten unseres Gehirns erklären. Stellt euch bitte vor, auf dem Weg zu eurer neuen Haltung müsstet ihr über eine grüne Wiese gehen. Was passiert? Ihr tretet mit euren Schuhen das Gras nieder. Wenn ihr öfter den gleichen Weg geht, entsteht ein Trampelpfad. Da ihr diesen Pfad aber immer wieder nutzt, wird dort ein befestigter Weg gebaut. Und ihr kommt immer häufiger, immer schneller an euer Ziel. Da ihr mittlerweile den Pfad beziehungsweise den Weg so oft genutzt habt, ist eine Autobahn daraus geworden, und ihr gelangt schon fast automatisch an euer Ziel – zu der neuen Haltung.

Dieses Bild zeigt genau, was bei uns da oben im Gehirn passiert. Da gibt es nämlich auch Wege und Autobahnen. Ihr wisst, wie die heißen?" Helmut gibt, ohne lange darüber nachzudenken, die Antwort: „Ja, das sind Synapsen und Nervenbahnen." „Das ist richtig", merkt der Seminarleiter an. „Jedes Mal, wenn wir aktiv etwas machen, werden die Synapsen aktiviert, sie schütten Transmitterstoffe aus und verbinden sich sogar zum Teil mit neuen Synapsen. Donald Olding Hebb, ein Psychologe, hat dieses Phänomen 1949 beobachtet und es mit ‚Cells that fire together, wire together' beschrieben. Man kann also sagen, je öfter eine bestimmte Nervenbahn benutzt wird, desto leichter fällt uns die entsprechende Aktion. Im Prinzip funktioniert es wie ein Muskel. Wenn der Muskel stark trainiert ist, dann ist es auch leicht, ein schweres Gewicht zu heben. So ist es auch mit der sogenannten neuronalen Plastizität. So wird die Eigenschaft beschrieben, dass sich die Synapsen und Nervenbahnen zu einem Netzwerk verbinden können. Diesen Ablauf, vom Verbinden einzelner Nervenbahnen bis zum Stärken des Netzwerkes, nennen wir ‚lernen'. Lernen läuft immer nach dem gleichen Muster ab. Dabei spielt es keine Rolle, was gelernt wird: eine neue Sprache, eine neue Sportart oder eine neue Haltung mittels Motto-Ziel. Es ist klar, dass ihr morgen nicht eine neue Sprache sprecht, wenn ihr heute damit begonnen habt, sie zu erlernen. Damit ihr automatisch und ohne großes Nachdenken eine neue Sprache sprechen könnt oder eben eine neue Haltung verinnerlicht habt, braucht es Lernprozesse. Je öfter ihr eine neue Sache macht, desto häufiger wird auch euer neues neuronales Netz aktiviert. Es wächst. Dieser Lernprozess braucht Geduld. Bis eure neue Haltung so gefestigt ist, dass sie jederzeit und automatisch abrufbar ist, kann es bis zu einem halben Jahr dauern. Aber keine Panik. Ich sehe schon die ersten Schweißperlen auf Annas Stirn." Der Seminarleiter schaut Anna an, der bei „einem halben Jahr" unwillkürlich der Mund aufgeklappt ist, und zwinkert ihr lächelnd zu. „Ihr werdet bereits heute Nachmittag, nach diesem Seminartag, in der Lage sein, motto-ziel-gerecht zu handeln – allerdings nicht von ganz allein und automatisch. Heute Nachmittag geht ihr noch über einen Trampelpfad, und wenn wir uns in einem halben Jahr wiedersehen werden, dann rast ihr schon auf der Autobahn.

Schon jetzt seid ihr auf eurem Trampelpfad unterwegs. Denn bereits durch euer Motto-Ziel und euer ausgewähltes Bild hat sich ein neuronales Mininetz gebildet, und die ersten Synapsen haben sich verbunden. Ab jetzt geht es darum, möglichst oft dieses junge Netz zu aktivieren, damit es weiterwachsen kann. Ihr könnt nur auf euer neuronales Netz zurückgreifen, wenn ihr es trainiert. Daher gilt, das Netz so oft wie möglich zu aktivieren, damit aus der Haltung automatisch neues Verhalten entsteht, das unter Umständen auch altes Verhalten auf Dauer ablöst. Ich kann mich daran erinnern, dass Sabine solch ein altes Verhalten ablösen möchte, oder? Nämlich anstatt am Telefon ohne nachzudenken ja zu sagen, mit der neuen Haltung das Verhalten so zu verändern, dass sie zuerst für sich die Situation reflektiert und dann eine Antwort gibt.“ Sabine nickt dem Seminarleiter überzeugt zu.

„Es ist nun so“, beginnt der Seminarleiter mit der Erklärung, „dass im Zürcher Ressourcen Modell für die fortwährende Aktivierung des jungen und neuen neuronalen Netzes ein Pool an Ressourcen aufgebaut wird. Ein wichtiger Bestandteil des Zürcher Ressourcen Modells. Im ZRM® wird all das als Ressource bezeichnet, was euer neuronales Netz aktiviert. Eine besondere Art des unbewussten Lernens ist das Priming. Es bedeutet so viel wie ‚Aktivierung‘ oder ‚Bahnung‘. Das ist auch der erste Bestandteil des ‚Ressourcenpools‘ im ZRM®. Die anderen besprechen wir im Anschluss nach und nach. Die Wahrscheinlichkeit, dass ein Lernprozess auftritt, wird durch Priming beeinflusst und erhöht, was auf ‚Bahnungsreizen‘, den sogenannten Primes basiert. Dieser Reiz wird auf der unbewussten Ebene wahrgenommen und verarbeitet. Beim Priming beeinflussen wir also die Verarbeitung des Reizes durch Aktivierung unbewusster Gedächtnisinhalte.“

Franzi unterbricht den Seminarleiter: „Also, das habe ich jetzt nicht verstanden. Gibt's dazu ein Beispiel?“ „Dazu komme ich jetzt“, antwortet der Seminarleiter. „Es geht wahrscheinlich gerade mehreren von euch so wie Franzi. Ich erkläre es euch anhand verschiedener Experimente: Der Wissenschaftler Strajkovic Alex von der University Wisconsin hat mit Kollegen 2006 eine Untersuchung durchgeführt, in der den Versuchsteilnehmenden erklärt wurde, dass sie an einer psycholinguistischen Studie teilnehmen würden. Es solle in dieser Untersuchung herausgefunden werden, wie Menschen mit Wörtern und Sprache umgehen. Als Erstes kamen die Teilnehmenden einzeln in einen Raum mit einem Stuhl und Tisch, auf dem ein weißer Zettel lag, auf dem Wörter notiert waren. Nun sollten die Teilnehmenden aus diesen Wörtern so viele Sätze wie möglich bilden. Bei dieser Studie gab es eine Versuchsgruppe und eine Kontrollgruppe. Während die Kontrollgruppe neutrale Wörter wie ‚Sonne‘, ‚Angel‘ oder ‚Stift‘ erhielt, wurden der Versuchsgruppe Wörter zum Thema Leistung vorgelegt. Zum Beispiel Wörter wie ‚Erfolg‘, ‚siegen‘ oder ‚Ziel‘. Die Versuchsgruppe wurde also auf ein bestimmtes Thema geprimt. Es wurde somit unbewusst das neuronale Netz für das Thema ‚Leistung‘ aktiviert.

Im Anschluss an die Anforderung, Sätze mit den vorliegenden Wörtern zu bilden, bat der Versuchsleiter die Teilnehmenden, kurz im Nebenraum an einer Befragung für eine Masterthesis teilzunehmen. Ihnen wurde versichert, dass die beiden Untersuchungen nichts miteinander zu tun hätten. Im Nebenraum wartete bereits eine Studentin, die die Teilnehmenden fragte: ‚Was kann man alles mit einem Kleiderbügel aus Draht machen?‘ Nach dieser zweiten Übung waren sie entlassen und durften nach Hause gehen. In Wahrheit hatten beide Übungen natürlich miteinander zu tun. Es wurde nämlich untersucht, ob das Primen mit ‚Leistungswörtern‘ zu einem erfolgreicheren Arbeiten beitragen kann. Und tatsächlich wurde mit diesem Versuch deutlich, dass Priming dazu beitragen kann, ein neuronales Netz anzutriggern, um damit eine höhere Wahrscheinlichkeit zu generieren, das Verhalten in gewünschter Weise zu aktivieren. Die Kontrollgruppe mit neutralen Wörtern fand im Durchschnitt fünf Ideen. Die Versuchsgruppe mit

Leistungswörtern hatte dagegen im Schnitt 7,58 Ideen, was man mit dem Kleiderbügel anfangen könnte. Das bedeutet eine Steigerung der Zahl an Ideen von über 50 Prozent. Dies ist ein Beispiel für visuelles Priming, da die Teilnehmenden Wörter visuell wahrgenommen haben.

Ein ähnliches Beispiel zum Thema auditives Priming haben die deutschen Psychologen Thomas Mussweiler und Fritz Strack durchgeführt und überzeugende Beweise geliefert. In ihrem Experiment legten sie den Teilnehmenden zwei unterschiedliche Fragen vor. Eine Gruppe wurde gefragt: Ist die Jahresdurchschnittstemperatur in Deutschland höher oder niedriger als zwanzig Grad Celsius? Die zweite Gruppe wurde gefragt: Ist die Jahresdurchschnittstemperatur in Deutschland höher oder niedriger als fünf Grad Celsius? Die Teilnehmenden haben die Sätze also auditiv gehört. Anschließend wurde den Teilnehmenden eine Tafel mit mehreren Wörtern gezeigt, die sie identifizieren sollten. Dabei fanden die Forscher heraus, dass die Gruppe, die ‚zwanzig Grad Celsius' zu hören bekommen hat, das Identifizieren von Wörtern mit Sommer-Bezug, zum Beispiel ‚Sonne', ‚Strand' oder ‚Palmen', leichter fiel, während die ‚Fünf Grad Celsius'-Gruppe mehr Wörter fand, die mit Winter assoziierter werden konnten, zum Beispiel ‚Frost', ‚Ski' oder ‚Schneemann'. In dem Experiment wird deutlich, dass durch Primen anhand von hohen oder niedrigen Celsiusgraden entsprechende Gedächtnisinhalte angesprochen werden. Dieses Experiment verdeutlich schön, dass wir an etwas erinnert werden können, auch wenn es unbewusst abläuft.

Ich möchte euch noch von einem dritten Beispiel erzählen. Im ersten habe ich euch ‚visuelles Priming' vorgestellt, im zweiten ‚auditives Priming'. Im nächsten Beispiel geht es um ‚olfaktorisches Priming '. Rob W. Holland und seine Kollegen haben ein Experiment durchgeführt, in dem sie untersucht haben, wie sehr Gerüche das Verhalten beeinflussen können. Auch bei diesem Versuch wurden zwei Gruppen gebildet. Beide Gruppen wurden in zwei unterschiedliche Warteräume gebeten. In diesen Warteräumen mussten sie einen Fragebogen zu ihrer Person ausfüllen, und es wurde ihnen der Versuchsablauf erklärt: dass sie nämlich gleich in einen anderen Raum gebracht werden mit einem Tisch, auf dem eine Schüssel mit Keksen steht. Tatsächlich krümelten die Kekse stark. Bei diesem Experiment ging es aber nicht um die Kekse, wie die Teilnehmenden vermuteten, sondern um die Handwischbewegungen, mit denen die Versuchsteilnehmenden die Krümel vom Tisch fegten. Die Wischbewegungen wurden mittels Kamera aufgezeichnet und gezählt. Der Raum, in dem die Versuchsgruppe zuvor gewartet hatte, war mit Zitronenduft präpariert worden. Zitronenduft steht für viele für Sauberkeit und Frische, viele Reinigungsmittel sind mit diesem Geruch versehen. Die Kontrollgruppe hatte in einem neutral riechenden Raum gewartet. Wie die Versuchsleiter vermutet hatten, wischte die Versuchsgruppe mit Sauberkeits-Prime deutlich öfter den Tisch von Krümeln sauber als die Kontrollgruppe – genau dreimal so oft."

„Darf ich mal kurz was fragen?", meldet sich Paul. „Also geht es darum, mit einer Sache an etwas erinnert zu werden, so dass sich das dazugehörige neuronale Netz aktiviert. Kann es dann sein, dass die Werbeartikel auch so eine Art Prime sind?" „Wer von euch kennt oder hat sogar einen Kugelschreiber oder Notizblock vom letzten Pharmavertreter auf Station?“, fragt der Seminarleiter die Runde und sieht, dass alle nicken. Paul verzieht die Mundwinkel verlegen zu einem Lächeln. „Es ist nicht möglich, nicht geprimt zu werden“, fährt der Seminarleiter fort. „Überall werden wir geprimt. Durch die Werbung, durch themenspezifische Musik in der Weinabteilung des Fachhandels oder durch das Glockenläuten der Kirchenuhr. Da ihr nun über dieses Wissen verfügt – dass unser Verhalten, ohne dass wir es bewusst wahrnehmen, durch Priming beeinflusst wird – könnt ihr gleich im nächsten Schritt eine Übung zum Thema Priming machen – wieder in Form eines Ideenkorbs. Denn dadurch, dass ihr euch mit Primes ausstattet und immer wieder an euer Motto-Ziel erinnert werdet, aktiviert ihr euer neues neuronales Netz, und es kann wachsen. Eurem neuronalen Netz ist es egal, ob ihr es durch ständiges Benutzen aktiviert, also aktives Tun, oder ob ihr es mittels Priming unbewusst ansprecht. So lange die Zellen im Gehirn gemeinsam ‚feuern‘, verbinden sie sich auch und festigen sich.“

Der Seminarleiter erklärt den Teilnehmenden am Flipchart, wie das Zürcher Ressourcen Modell mit Priming arbeitet. Dazu darf er das Motto-Ziel von Anna in die Mitte schreiben: Ich lebe meine selbstbewusste Unterwasserstärke und bin ausgeglichen wie ein Anker. Er beginnt, mit der Gruppe Primes für Anna zu generieren. „Anna, wir werden dir im Ideenkorb-Verfahren wieder Angebote zu möglichen Primes machen“, erklärt er. „Ich schreibe die Ideen auf dem Flipchart mit, und du hast dann im Anschluss Zeit, dir deine Lieblings-Primes auszuwählen. Wie bei jedem Ideenkorb darfst du dich jetzt zurücklehnen, deine Ohren weit aufmachen, den Mund schließen und auf deine somatischen Marker achten. Für die Gruppe: Primes können Gegenstände sein, die angefasst werden können, Gerüche, die aktivierend wirken, und so weiter. Ihr wisst, es gibt verschiedene Wege, wie das neuronale Netz aktiviert werden kann.“

Die Teilnehmenden haben mittlerweile den Dreh mit dem Ideenkorb raus, und rasch kommen Antworten: Anna könnte sich einen Seestern-Schlüsselanhänger an ihren Schlüsselbund hängen. Momentan sind doch diese Armbänder mit Anker so modern. Ein Bild von Arielle als Hintergrundbild auf dem Smartphone. Es gibt doch Dekorationsartikel für Aquarien – da könnte sie unechte Korallen im Stationsleiterbüro platzieren. Beim nächsten Strandurlaub Muscheln mitnehmen, auf eine Leinwand kleben und das Bild dann im Stationszimmer aufhängen. Oder an Tagen, wo eine Teamsitzung ansteht, Unterwäsche mit Unterwassermotiven tragen – sieht ja keiner, aber Anna spürt sie. Ich habe letztens beim Einkaufen Kindershampoo gesehen, da gab es auch eine Shampooflasche als Nemo-Figur von Disney – damit könnte Anna morgens ihre Haare waschen.

An dieser Stelle hakt der Seminarleiter ein. Die Flasche an sich im Badezimmer sei ein Prime. Ans Haarewaschen muss Anna aber bewusst denken, deshalb stellt es keine unbewusste Aktivierung dar. Der Geruch des Shampoos in den Haaren, der Anna den Tag über unbewusst an ihr Motto-Ziel erinnert, sei wiederum ein echter Prime. Er erklärt zusätzlich, dass sich die Teilnehmenden gerne auch Gegenstände zulegen dürfen, die sie aktiv benutzen, um in einer besonderen Situation an ihr Ziel erinnert zu werden. Im Zürcher Ressourcen Modell gibt es dafür auch einen eigenen Namen. Gegenstände, die aktiv benutzt werden, heißen „Zielauslöser". Ein Beispiel wäre: Vor der Stationsleitersitzung könnte sich Anna eine Muschel in die Hosentasche stecken und jedes Mal in die Hosentasche greifen, wenn sie merkt, dass sie nervös wird. Damit wird sie an ihr Motto-Ziel erinnert und spürt die selbstbewusste Unterwasserstärke. „Also sind Primes Glücksbringer?", fragt Sabine. „Sabine, vielen Dank für diese Frage", erwidert der Seminarleiter. „Der Unterschied zwischen einem Glücksbringer und einem Prime ist der, dass der Glücksbringer-Besitzer die Kraft im Glücksbringer sieht. Er hat den Glücksbringer, damit dieser ihn beschützt, ihm Glück bringt oder ihn beruhigt. Beim Prime ist das anders, der Prime an sich hat in den Augen des Benutzers keine eigene Kraft. Ein Prime erinnert dich an deine eigene Kraft. Er unterstützt dich, dein Motto-Ziel zu verfolgen – unbewusst. Und vielleicht noch etwas. Wenn ihr euch Primes oder Zielauslöser aussucht, die ihr schon besitzt – zum Beispiel eure Pulsuhr am Kasack, die euch an eure Zeit zum Ausgleich erinnern soll –, dann müsst ihr diesen Gegenstand in irgendeiner Weise verändern. Ein Aufkleber auf der Rückseite oder eine bunte Schleife drum oder was euch einfällt. Denn dieser Gegenstand hat bereits eine Bedeutung für euch – die Pulsuhr, die ihr von eurem Lebenspartner zum bestandenen Examen geschenkt bekommen habt, die Muschel aus dem letzten Strandurlaub auf Teneriffa. Das sind Erinnerungen und auch Bewertungen, die an diesem Gegenstand ‚hängen'. Verändert ihr ihn aber, bezieht sich eure Aufmerksamkeit unbewusst auf das neue neuronale Netz. Euer neues neuronales Netz soll wachsen. Damit es das auch kann, bitte ich euch nun wieder, euch in zwei Gruppen aufzuteilen, um euch gegenseitig mit Ideen – vorwiegend mit Primes, aber auch Zielauslösern – zu versorgen."

Sabine:
Bärenfell vor das Bett oder den Kamin, Baumrinde dekorativ im Wohnzimmer, im Stationszimmer Pombär-Chips auslegen, eine braune Couch besorgen, Teddybär auf dem Nachttisch, Kaffeetasse mit Laubblättern, Charmin-Toilettenpapier, Bärenmarke-Milch für den Kaffee, kleiner Bonsai im Büro

Franzi:
Stück Kletterseil neben die Haustür legen, das ausgewählte Bild vergrößern und einrahmen, Meditationskissen im Wohnzimmer, Reepschnur im Kittel bei der Übergabe, Mousepad mit Klamotten...

Anna:
Seestern-Schlüsselanhänger, Armbänder mit Anker, Bild von Arielle als Hintergrundbild auf dem Smartphone, Korallen als Dekorationsartikel im Stationsleiterbüro, Muscheln auf eine Leinwand kleben und aufhängen, Unterwäsche mit Unterwassermotiven, Nemo-Shampoo, während Besprechungen Wasser trinken, Schal mit Ankermotiv

Paul:
Zielflagge, Pokal im Arbeitszimmer, Lupe für die Konzentration, kleine Fischfigur, Schwimmer zum Angeln ins Auto legen, Smiley-Magnet am Kühlschrank, Schild in Pfeilforum mit dem Wort „Erfolg", eine Kerze mit der Aufschrift „Heute Kämpfer, morgen Gewinner, Schmerz geht vorbei, Stolz bleibt für immer", Angel im Wohnzimmer aufhängen

Martin:	**Helmut:**
Bunte Luftballons auf Station verteilen, Benzinkanister ins Auto legen, Modellauto im Rucksack, Kugelschreiber von Motorenhersteller, Kissen mit Auto- oder Kindermotiv, Mensch-ärgere-dich-nicht-Spielfigur auf dem Schreibtisch, Latzhose im Kleiderschrank, Oldtimer kaufen, altes Ölkännchen aufstellen	Neue Arbeitsschuhe, ein Glas mit Erde im Spind, Schnürsenkel am Pflegewagen, das Motto-Ziel als Handyhintergrundbild, T-Shirt mit Wanderschuh-Motiv, Raumduft „Frische Bergluft", Postkarte mit Stein-Motiv in die Patientenkladde legen, Alpenkräutertee trinken, Wanderstock

Quelle: Daniel Oster

Priming

Arbeitsblatt

Schreiben Sie bitte um Ihr neues neuronales Motto-Ziel-Netz sechs mobile und sechs stationäre Primes auf, die dieses aktivieren.

Mein Motto-Ziel:

....

....

....

Quelle: vgl. Weber, J. & Storch, J. (2012). Tigerblick trifft Himbeerlächeln. Bern: Verlag Hans Huber. S. 141.

Negativprimes auf meinem Weg?

Paul meldet sich zu Wort: „Gibt es noch andere Regeln zu beachten, als die, bereits vorhandene Gegenstände zu verändern, wenn wir sie als Primes nutzen wollen?"

„Prinzipiell sind noch zwei weitere Regeln zu nennen", beginnt der Seminarleiter mit seiner Erklärung. „Zum einen die, dass ihr euch in der nächsten Zeit möglichst viele Primes zulegen solltet. Ihr werdet merken, dass ihr einen Blick dafür entwickelt, welcher Gegenstand auch als Prime genutzt werden könnte. Wenn ihr zum Beispiel beim Einkaufen etwas seht, das euer neuronales Netz anspricht, dann solltet ihr es nach Möglichkeit kaufen. Denn Primes könnt ihr nicht genug haben. Hier gilt der Spruch: Je mehr, desto besser, desto öfter wird euer neues neuronales Netz aktiviert und desto öfter werdet ihr damit an euer neues Motto-Ziel und eure neue Haltung erinnert. Und zum anderen solltet ihr demnächst zu Hause, aber besonders an eurer Arbeitsstelle, nach Gegenständen Ausschau halten, die genau das Gegenteil eures Vorhabens bewirken. Es gibt Gegenstände, die unerwünschte neuronale Netze aufrufen und die euch daran hindern, euer neues Motto-Ziel zu verfolgen. Im Zürcher Ressourcen Modell werden diese Gegenstände ‚Negativprimes' genannt. Um das neue Haltungsziel zur verinnerlichen und das Verhalten dementsprechend anzupassen, ist es wichtig, dass Gegenstände, die euch von eurem neuen Vorhaben abhalten, entfernt werden. Habt ihr eine Idee, welche Gegenstände in eurer Umgebung Negativprimes sein könnten?"

Franzi hat prompt eine: „Ich habe zu Hause direkt neben meiner Kaffeemaschine eine wirklich schöne Kaffeetasse stehen. Die haben alle Kollegen von meiner Station vor zwei Jahren bei der Weihnachtsfeier geschenkt bekommen. Ich mag diese Tasse, weil sie wirklich schön ist, sonst hätte ich sie nicht neben der Kaffeemaschine stehen. Aber wenn wir von Negativprimes sprechen, frage ich mich, ob sie mich nicht an meine Kollegen erinnert und ob ich mir vielleicht nicht jedes Mal bei ihrem Anblick Gedanken darüber mache, wie es gerade läuft auf Station. Also ja, tatsächlich werden neuronale Netze aufgerufen, die ich in diesen Momenten gar nicht aufrufen möchte. Aber was mache ich jetzt? Muss ich sie nun wegwerfen, obwohl sie mir so gut gefällt?"

Der Seminarleiter erklärt ihr und der Gruppe dazu: „Im Endeffekt endscheidest du, ob die Kaffeetasse ein Negativprime ist und was mit ihr passiert. Wichtig wäre, dass sie nicht mehr sichtbar für dein Unbewusstes, dein emotionales Erfahrungsgedächtnis, ist. Du musst sie nicht gleich wegwerfen. Du kannst sie auch zum Beispiel im Schrank verstecken. Wenn du sie benutzen möchtest, dann nimmst du sie wieder raus. Damit sie nicht unbewusst wirken kann."

„Darf ich kurz etwas fragen?", platzt es aus Helmut heraus. „Wenn wir unseren Arbeitsbereich von negativen Gegenständen befreien sollen, also Gegenstände entfernen sollen, die einen negativen Beigeschmack haben, wie mache ich das denn auf meiner Station? Ich kann doch nicht die komplette Station umdekorieren. Oder den Computer entfernen, an dem ich dokumentieren muss. Meine Kollegen würden sich bedanken, wenn ich auf die Idee käme, alles auszusortieren, was mir nicht mehr passt, nur damit ich nicht an negative

Dinge erinnert werde. Ich kann ja meinen Stationsleiter nicht entlassen, der mich daran hindert, meinen selbstbewussten Weg zu gehen. Was soll ich machen und wie?"

Der Seminarleiter beruhigt Helmut: „Helmut, ich kann deine Skepsis völlig nachvollziehen. Doch mach dir bitte keinen so großen Druck. Du brauchst nicht die ganze Station umzukrempeln. Wenn du nur mal schaust, welche Primes unerwünschte neuronale Netze ansprechen, dann reicht es oft schon aus, sie in irgendeiner Art und Weise zu verändern. Du musst auch nicht den Computer aus dem Fenster werfen. Wenn du bei euch auf deiner Station einen eigenen Account am Computer hast, dann lege dir doch da ein neues Hintergrundbild an. Ein Bild von einem Wanderweg in den Bergen, das dich an dein Motto-Ziel erinnert. Es geht auch nicht darum, dass du nach dem Seminar alles auf Station ausräumen sollst. Wenn es das Bild des letzten Mitarbeiter-Grillfestes im Stationszimmer ist, dann hänge zum Beispiel einen Schlüsselanhänger mit Wanderschuhen an den Rahmen. Und mir ist auch klar, dass du deinen Stationsleiter nicht aus dem Weg räumen kannst. Hierzu kann ich dir sagen, dass wir noch mitten in der vierten Phase, der Phase der präaktionalen Vorbereitung, sind. Wir werden heute noch andere Möglichkeiten kennenlernen, die euch dabei helfen, mit solchen Hemmnissen wie dem Chef oder dieser einen speziellen Kollegin umzugehen. Aber dazu gleich mehr. Ist das okay für dich, Helmut?", vergewissert sich der Seminarleiter. „Ja klar, dann habe ich das wohl zu eng gesehen", sagt Helmut beruhigt.

„Schaut auch mal zu Hause nach", fährt der Seminarleiter fort, „ob ihr da auf Negativprimes stoßt. Es muss nicht nur der Arbeitsplatz, eure Station oder die Abteilung sein. Wenn ihr merkt, dass ein Gegenstand ein unerwünschtes neuronales Netz aufruft, dann überlegt bitte, ob ihr ihn entfernen oder verändern könnt. Denn überall, wo die Gefahr von Ablenkungen lauert, da könnt ihr Primes platzieren, die euer neues und erwünschtes neuronales Netz antriggern."

Sabine flüstert Franzi ins Ohr: „Eigentlich geht es mir wie Helmut. Auf meiner Station wüsste ich allerdings nicht, wo Negativprimes lauern. Mein Problem mit dem Neinsagen habe ich auch nicht auf der Arbeit, sondern eher, wenn ich zu Hause bin und von dem Anruf mehr oder weniger überrascht werde. Daheim fällt mir direkt unser Wandkalender im Arbeitszimmer ein. In den trage ich immer meinen Dienstplan ein, damit Chris weiß, wann ich beim Arbeiten bin. Der Kalender müsste gar nicht an der Wand hängen. Den könnte ich auch in die Schreibtischschublade legen. Und am besten schaue ich auch morgen in der Stadt nach einem neuen Kalender – mit Bärenmotiven. Das mache ich!" „Ich merke schon", übertönt der Seminarleiter Sabines Getuschel und schaut in ihre Richtung, „es herrscht Austauschbedarf. Das ist gut, denn ich hätte mit euch sowieso noch eine Ideenkorb-Runde gemacht. Ich teile euch jetzt wieder in unterschiedliche Gruppen ein, in denen ihr dann Gelegenheit habt, euch gegenseitig bei der ‚Umgestaltung' eures Arbeitsplatzes zu unterstützen."

Es ist nun kurz vor Mittag. Die Sonne ist schon wieder so kräftig, dass sich die beiden Gruppen im Garten der Hotelanlage auf die beiden schattigen Holzinseln setzen. Doch heute ist irgendwas anders. Franzi fragt Sabine ironisch, warum sie nicht schon viel früher so etwas wie dieses Seminar gemacht hätten. Sie erzählt, dass sie sich heute, bereits seitdem sie aufgestanden ist, richtig fit, lebensfroher und vitaler als sonst fühlt. Sabine findet das gut: „Ob das mit der neuen Haltung zusammenhängt?", fragt sie rhetorisch. Franzi nickt leicht mit dem Kopf und wiederholt nochmal, was sie bereits gestern gesagt hat: „Ich bin wirklich gespannt, wie es wird, wenn ich mein neues Motto-Ziel anwenden kann. Ich frage mich, ob ich das direkt umsetzen werde, wie lange es dauert, bis ich mein Verhalten automatisch anpasse, und so weiter. Jetzt bin ich aber erst mal gespannt, wie ich mein Zuhause und meine Bereiche auf Station verändern kann, damit ich auch ausreichend geprimt werde." Franzi grinst Sabine an, die das Grinsen mit einem Zwinkern erwidert.

Ideenkorb für Sabine: Bärenfell vor das Bett oder den Kamin legen, ein Stück Baumrinde dekorativ im Wohnzimmer platzieren, im Stationszimmer Pombär-Chipstüte auf den Tisch legen, eine braune Couch besorgen, Teddybär auf dem Nachttisch, Kaffeetasse mit Laubblättern im Stationszimmer, Charmin-Toilettenpapier mit dem Bären für zu Hause, Bärenmarke-Milch für den Kaffee, kleiner Bonsai im Flur	**Ideenkorb für Franzi:** Stück Kletterseil neben die Haustür legen, das ausgewählte Bild vergrößern und einrahmen lassen, Meditationskissen im Wohnzimmer, Reepschnur bei der Übergabe im Kittel, Mousepad mit Klettermotiv, Passwort am Computer in „Seilschaft" ändern, Kletterschuhe im Schuhregal, Kochschürze mit Bergmotiv am Karabinerhaken aufhängen, Rucksack für die Arbeit von einer Outdoor-Marke
Ideenkorb für Anna: Seestern-Schlüsselanhänger am Dienstschlüssel, Armband mit Anker in Sitzungen tragen, Bild von Arielle als Hintergrundbild auf dem Smartphone, Deko-Korallen im Stationsleiterbüro, Muscheln auf eine Leinwand kleben und aufhängen, Unterwäsche mit Unterwassermotiven bei Teamsitzungen tragen, Nemo-Shampoo vor der Arbeit verwenden und während der Arbeit riechen, während Besprechungen Wasser trinken, Schal mit Ankermotiven, mit blauer Mine schreiben	**Ideenkorb für Paul:** Zielflagge im Hobbyraum aufhängen, Pokal im Arbeitszimmer aufstellen, Lupe für die Konzentration im Kasack haben, kleine Fischfigur in der Hosentasche, Schwimmer zum Angeln ins Auto legen, Smiley-Magnet am Kühlschrank, Schild in Pfeilform mit dem Wort „Erfolg" im Wohnzimmer aufhängen, eine Kerze mit der Aufschrift „Heute Kämpfer, morgen Gewinner, Schmerz geht vorbei, Stolz bleibt für immer", Angel im Wohnzimmer neben Schild aufhängen
Ideenkorb für Martin: Bunte Luftballons auf Station verteilen, Ersatz-Benzinkanister ins Auto legen, Modellauto im Arbeitsrucksack, Benzin im Fläschchen zum Schnuppern, Kugelschreiber von Motorenhersteller, Kissen mit Auto- oder Kindermotiv, Mensch-ärgere-dich-nicht-Spielfigur auf dem Schreibtisch, Latzhose im Kleiderschrank, Oldtimer als Modellauto kaufen, altes Ölkännchen aufstellen, Basketballkorb an die Stationstür hängen	**Ideenkorb für Helmut:** Neue Arbeitsschuhe, ein Glas mit Erde im Spind, Schnürsenkel am Pflegewagen befestigen, das Motto-Ziel als Handyhintergrundbild, Gel-Schuheinlagen für die Schuhe zu Hause, T-Shirt mit Wanderschuh-Motiv, Raumduft „Frische Bergluft" auf die Toilette stellen, Postkarte mit Stein-Motiv in die Patientenkladde legen, Alpenkräutertee während der Übergabe trinken, Wanderstock im Hausflur deponieren

Quelle: Daniel Oster

Nachdem alle mit Primes versorgt sind, kommen sie wieder zurück in den Seminarraum. Der Seminarleiter erkundigt sich nach dem Sachstand und fragt in die Runde, ob noch jemand Bedarf an einem Ideenkorb hat oder ob jeder zufrieden ist mit den Ideen, die gespendet wurden. Da alle Teilnehmenden sichtlich zufrieden nicken, steigt der Seminarleiter in die nächste Aktion ein: „Im Zürcher Ressourcen Modell wird gewichtelt. Wichteln kennt ihr sicherlich. Gerne gespielt bei Weihnachtsfeiern. Warum benutzen wir die Methodik des Wichtelns im Zürcher Ressourcen Modell? Zum einen geht es darum zu lernen, Erinnerungshilfen und Primes einzusetzen, also den täglichen Umgang mit diesen zu erleben. Auf der anderen Seite wird euer Motto-Ziel dadurch besser abgespeichert und eure neuronalen Netze werden direkt beansprucht. Und zu guter Letzt geht es darum, dass ihr eine größere Verbindlichkeit zu eurem Motto-Ziel und zu euren Primes erzeugt, indem ihr sie hier vor der Gruppe öffentlich macht. Der Praxistransfer ist damit besser abgesichert. Ich werde euch allen nun einen Zettel an die Hand geben, auf dem ihr bitte euren Namen und euer Motto-Ziel schreibt. Diesen Zettel werft ihr dann bitte in diesen Beutel. Jeder von euch zieht danach wieder einen Zettel heraus. Das ist dann sein ‚Wichtelkind'. Für dieses Wichtelkind besorgt der Wichtel bitte kurz vor der Mittagspause einen Gegenstand, der zu diesem Motto-Ziel passt und als Prime für das Wichtelkind dient. Neben dem kleinen Gegenstand für euer Wichtelkind besorgt ihr bitte auch einen Prime für euch selbst. Nach der Mittagspause habt ihr also bitte zwei Gegenstände besorgt – einen für euer Wichtelkind und einen für euch selbst."

Sabines Wichtelkind ist Anna. Das ist einfach, denkt Sabine. Ich habe gestern in der Fußgängerzone etwas Schönes gesehen, das ich für sie besorgen könnte. Das würde auf Anhieb passen. Nur für mich habe ich irgendwie noch keine Idee. Ich habe zwar eben vom Ideenkorb schöne Ideen erhalten, doch ich bin mir noch nicht sicher, ob ich irgendetwas in der Stadt finden werde, was mir wirklich richtig gut gefällt.

Der Seminarleiter schließt die Vormittagsrunde und lässt den Teilnehmenden genug Zeit, vor der Mittagspause Primes und Erinnerungshilfen in der Stadt zu besorgen. Er wünscht ihnen viel Glück und Spaß bei der Suche nach den Gegenständen und sagt, dass er sich schon auf den Nachmittag freue.

Sabine und Franzi ziehen gemeinsam los. An der ersten Ecke hält Franzi schon an, denn direkt neben dem Hotel ist ein Outdoor-Geschäft. Sie sieht bereits im Schaufenster einen funkelnden, roten Karabinerhaken. Sabine sagt zu Franzi, dass sie gegenüber auf der anderen Straßenseite gestern einen Souvenirladen entdeckt hat, in dem sie sich einmal umschauen möchte. Dort angekommen geht sie zu dem Ständer vor der Eingangstür, an dem Anstecker, Pins und Magnete hängen. Sie findet auch gleich einen Pin mit einem Fischmotiv, zögert nicht lange und nimmt ihn für Anna mit. Als sich Franzi und Sabine wieder in der Fußgängerzone treffen, hat Franzi für sich den Karabinerhaken gekauft und ihn bereits freudestrahlend an ihre Umhängetasche gehakt. Diese kleine Aufgabe macht beiden einen Riesenspaß. Sie haben beim besten Willen nicht damit gerechnet, dass sie während ihres Seminars in der Stadt herumlaufen und shoppen können und gleichzeitig auch noch etwas für sich tun dürfen. Auf der einen Seite ist

Sabine glücklich darüber, dass sie schon ein Prime für Anna gefunden hat. Franzi sieht Sabine aber auch an, dass sie noch etwas geknickt ist, da sie nicht weiß, was sie für sich besorgen soll. Sie lotst Sabine in ein größeres Kaufhaus, da sie in der Kinderabteilung für ihr Wichtelkind Paul nach einem Päckchen Smiley-Sticker schauen möchte. Sie wird fündig. Auch Sabine scheint im Nachbarregal etwas gefunden zu haben, denn Franzi hört ein aufgeregtes „Yes".

Tatsächlich hat Sabine eine kleine Bärenfigur in der Hand und ein breites Lächeln im Gesicht. „Ich habe sie gesehen und habe sofort positive somatische Marker verspürt. Das ist nicht einfach irgendeine Figur. Bei ihr hatte ich sofort ein gutes Gefühl. Schau mal, Franzi, dieses zufriedene Gesicht des Bären – toll!", sagt Sabine ganz aufgeregt. „Der Seminarleiter hatte recht. Ich bin hier nur durch die Reihe gegangen und habe diese Figur gesehen und sofort an ein Prime für mein Motto-Ziel gedacht. Die muss ich haben. Das ist mein erster Prime, und ich finde ihn richtig klasse", strahlt sie. „Mir fällt da gerade was ein." Sabine reißt vor Aufregung die Augen auf. „Natürlich! Das hatte ich schon ganz vergessen. Vor ein paar Jahren war ich doch mit Chris in Kanada. Und wir hatten so eine geführte Tour in die Wälder gemacht, mussten extra superfrüh dafür aufstehen und stundenlang durch die Gegend fahren. Aber als wir dann im Morgengrauen an dem Fluss angekommen waren, haben wir Bären bei der Lachsjagd gesehen. Davon habe ich sogar noch ein Foto. Ich muss nur schauen, wo ich es auf dem Computer abgespeichert habe. Das werde ich mir vergrößern und über die Couch im Wohnzimmer hängen. Der Bär hat auf diesem einen Foto, das ich im Kopf habe, sogar einen Lachs in der Pfote. Mit ein bisschen Phantasie könnte man denken, er hätte ein Telefon in der Hand", lacht sie herzlich. In der ersten Etage des Kaufhauses treffen die beiden auf Helmut, der, als er die beiden bemerkt, schnell etwas hinter seinem Rücken versteckt und so tut, als wäre nichts, aber dabei ein knallrotes Gesicht bekommt. Sicherlicht hat er eine der beiden als Wichtelkind gezogen und ist ebenfalls auf der Suche nach einem Prime.

In der Mittagspause nach dem Essen unterhält sich Anna mit Paul bei einer Tasse Cappuccino. „Bist du eigentlich gestern schon einen Schritt weitergekommen mit deiner Frage, ob du als Altenpfleger weiterarbeiten möchtest oder in die Krankenpflegeausbildung wechselst?", fragt Anna. „Gestern Abend war ich ziemlich platt", antwortet Paul, „und heute Morgen bin ich noch nicht wirklich dazugekommen, darüber nachzudenken. Das Thema mit den Erinnerungshilfen und der neuronalen Plastizität hat mich echt gefesselt. Ich kann mich noch daran erinnern, dass mein Opa mal zu mir gesagt hat: „Was Hänschen nicht lernt, lernt Hans nimmermehr." Das scheint ja nicht zu stimmen, und wir können bis ins hohe Alter noch lernen. Dann habe ich ja noch ein bisschen Zeit. Aber mit meinem Motto-Ziel habe ich eine neue Motivation bekommen, an dem Thema dranzubleiben, um zu schauen, wo für mich die Reise hingeht." „Wenn du möchtest", bietet Anna ihm an, „dann stelle ich dir gerne mal den Kontakt zu der Leiterin unserer Krankenpflegeschule her. Frau Amsel sitzt wie ich im Betriebsrat unseres Krankenhauses. Ich habe einen guten Draht zu ihr. Ich bin mir sicher, dass du dich bei ihr über die Ausbildung informieren und mit ihr offen über deine Überlegungen sprechen kannst.“ Paul weiß gar nicht, was er sagen soll, so perplex ist er von diesem tollen Angebot. „Ähm, ja, gerne“, sagt er und fügt überwältigt an: „Zielsicher auf den Erfolg konzentrieren.“

Nach dem Shoppingerlebnis und der ausgiebigen Mittagspause sind alle Teilnehmenden wieder im Seminarraum angekommen. Helmut schnappt sich schnell noch eine Tasse Kaffee vom Buffet, steckt sich einen Butterkeks in den Mund und setzt sich in die Runde zu den anderen.

Der Seminarleiter begrüßt die Teilnehmenden und stimmt sie auf den bereits letzten Teil des Seminars ein. „Oh, ich bin schon gespannt auf die Wichtelrunde“, sagt er. „Ich bin mir sicher, ihr habt alle etwas Schönes gefunden. Allerdings heben wir uns das für die Abschlussrunde auf. Heute Nachmittag wird es darum gehen, dass ihr ins Basecamp geht. Bei jeder Gipfelbesteigung gehen die Bergsteiger unterhalb des Gipfels in ein Basecamp, um sich auf die letzte Etappe richtig vorzubereiten. Sie planen ihre Route und checken ihre Ausrüstung. Sie tauschen sich mit ihren Bergsteiger-Kollegen aus und bereiten sich mental auf den Aufstieg und auf das Ziel vor. So in etwa machen wir das auch heute Nachmittag. Denn in der fünften Phase des Rubikon-Prozesses, der Handlung, geht es darum, dass ihr gut vorbereitet handeln könnt. Mit den Erinnerungshilfen haben wir bereits angefangen. Im Zürcher Ressourcen Modell wird großen Wert darauf gelegt, den Praxistransfer möglichst gut abzusichern, so dass ihr nach dem Seminar in der Lage seid, eure Motto-Ziele selbstständig mit Freude und Motivation zu erreichen.

Einfache A-Situationen bemerken

„Schauen wir doch noch einmal auf den Rubikon-Prozess“, fordert der Seminarleiter auf und benutzt dafür nochmal das Schaubild auf dem Flipchart mit dem eingezeichneten Rubikon-Prozess. „Am Anfang habt ihr euch mittels somatischer Marker ein Bild mit eurem emotionalen Erfahrungsgedächtnis und dem Unbewussten ausgewählt und seid mit dem bewussten Verstand und einem Thema in die nächste Phase – die Motivphase – gelangt. Danach seid ihr mit eurem Motto-Ziel und einem starken Gefühl des Wollens über den Rubikon in die Phase der Intention übergegangen und habt bis jetzt in der vierten Phase Erinnerungshilfen in euren Ressourcenpool gefüllt. Im Basecamp geht es nun noch mal um die detaillierte Vorbereitung eurer Handlung. In dieser Phase planen wir den Ressourceneinsatz. Während wir bis hierhin eher auf kreative Art und Weise metaphorisch und blumig gearbeitet haben, wird es jetzt ganz konkret. Wir bauen konkrete Ziele auf und machen Pläne, wie wir unsere Ressourcen zielgerichtet einsetzen werden. An dieser Stelle kommt auch der Verstand zum Einsatz, denn ab jetzt ist auch genaues Nachdenken gefragt.“

Auf dem Flipchart steht groß „A-Situationen sind ‚a‘infache Situationen“. Martin schaut fragend auf den Flipchart. „Im Zürcher Ressourcen Modell unterscheiden wir zwischen drei Situationen“, legt der Seminarleiter los. „Es gibt A-, B- und C-Situationen.

Beginnen möchte ich mit den A-Situationen. Wenn es nun darum geht, zielrealisierend zu handeln, und ich in einer Situation bin, in der es mir sehr einfach gelingt, meine neue Haltung zu leben, dann sprechen wir von einer A-Situation. Ihr seht, auf dem Flipchart steht bereits, dass es ‚a'infache Situationen sind. Es sind Situationen, in denen ich ganz ‚a'utomatisch motto-ziel-gerecht handle. Außerdem ist es wichtig, dass ich sie bemerke und mir dafür ‚A'pplaus spende, dass ich so gehandelt habe, wie ich wollte. In unserer schnelllebigen Zeit ist es manchmal gar nicht so einfach, all die kleinen, aber bedeutsamen einfachen Situationen wahrzunehmen. Daher sollt ihr genau diese Situationen, in denen es euch wie automatisch gelingt, eure neue Haltung zu leben, aufschreiben, um sie euch bewusst zu machen. Dafür habt ihr in eurem Manuskript eine Tabelle für die nächsten sieben Tage, in die ihr bitte mindestens drei Situationen pro Tag eintragt, in denen ihr motto-ziel-gerecht gehandelt habt. Wer hat denn gestern Abend oder heute Morgen schon zielrealisierend gehandelt?", fragt der Seminarleiter in die Runde.

Sabine meldet sich: „Eigentlich hätte ich gestern Abend noch einiges zu tun gehabt. Vorgenommen habe ich mir, dass ich die Wäsche wasche und für meinen Freund und mich noch etwas koche. Aber als ich gestern Abend nach Hause kam, kam mir mein Motto-Ziel in den Sinn, kraftvolle Gelassenheit zu tanken, um heute entspannte Bärenkräfte zu haben. Daher habe ich auch mal nein gesagt, und, anstatt zu kochen, Pizza bestellt." „Das hat ja wunderbar funktioniert, Sabine", lobt sie der Seminarleiter. „Das sind genau solche kleinen Situationen, die ihr euch bewusstmachen sollt, da Erfolge, die wahrgenommen werden, eure neuronalen Netze im Gehirn besser verstärken. Ein großer Fehler, der immer wieder gerne bei A-Situationen gemacht wird, ist, sie zu übersehen, da sie einem selbst zu banal vorkommen und oft automatisch ablaufen. Zu diesem Thema möchte ich euch eine Kurzgeschichte vorlesen, die das Thema der Wahrnehmung sehr gut darstellt. Die Geschichte geht so:

Der Bauer und die Glücksbohnen

Es war einmal ein Bauer, der steckte jeden Morgen eine Handvoll Bohnen in seine linke Hosentasche. Immer, wenn er während des Tages etwas Schönes erlebt hatte, wenn ihm etwas Freude bereitet oder er einen Glücksmoment empfunden hatte, nahm er eine Bohne aus der linken Hosentasche und gab sie in die rechte.

Am Anfang kam das nicht so oft vor. Aber von Tag zu Tag wurden es mehr Bohnen, die von der linken in die rechte Hosentasche wanderten. Der Duft der frischen Morgenluft, der Gesang der Amsel auf dem Dachfirst, das Lachen seiner Kinder, das nette Gespräch mit seinem Nachbarn – immer wanderte eine Bohne von der linken in die rechte Hosentasche. Bevor er am Abend zu Bett ging, zählte er die Glücksbohnen in seiner rechten Hosentasche. Bei jeder Bohne konnte er sich an das positive Erlebnis erinnern. Zufrieden und glücklich schlief er ein – auch wenn er nur eine einzige Bohne in seiner rechten Hosentasche hatte.

Verfasser unbekannt

Vom Prinzip her seid ihr in der nächsten Zeit der Bauer, der die Ernte einfährt. Jedes Mal, wenn ihr eine Situation gemeistert habt, die euch leichtgefallen ist, dürft ihr diese auf eurem Arbeitsblatt eintragen. Und als kleines Geschenk", der Seminarleiter greift in seine Arbeitstasche und nimmt sechs blaue Säckchen heraus, „habe ich für euch ein Säckchen mit Bohnen. Sie sind für euch und eure Arbeit mit den A-Situationen. Bitteschön." Die Teilnehmenden sind ganz gerührt und bedanken sich herzlich bei dem Seminarleiter. Damit hätten sie nicht gerechnet. Eine schöne Idee. „Ich habe zu Hause noch zwei kleine Vintage-Einmachgläser", sagt Sabine, „die werde ich zurechtmachen mit einer braunen Schleife, als Bären-Prime, und jedes Mal, wenn ich eine A-Situation wahrnehme, dann werde ich eine der Bohnen von dem linken in das rechte Glas legen. Dann sehe ich auch meinen Erfolg über Tage hinweg wachsen." „Die Idee ist super", sagt Helmut. „Ich glaube, meine Frau hat auch noch solche Weck-Gläser im Keller. Das mache ich auch." „Ich finde diese Idee ebenfalls prima", sagt der Seminarleiter. „Ihr könnt anstatt Bohnen auch eure Primes einsetzen. Damit wird euer neuronales Netz gleich auf zwei Arten angetriggert, und es vernetzt sich noch schneller. Helmut, du könntest deine Weck-Gläser mit kleinen Steinen vom Wanderweg statt mit Bohnen füllen. Oder Franzi, jedes Mal, wenn du zielrealisierend gehandelt hast, machst du einen Knoten in dein Bergsteiger-Seil." Der Seminarleiter wird von einem herzlichen Lachen von Anna unterbrochen. „Sorry. Und wenn ich eine A-Situation bemerke, dann schütte ich mir ein Wasserglas in die rechte Hosentasche." Gelächter entsteht im Seminarraum, und auch der Seminarleiter muss lachen.

Der Seminarleiter schließt das Thema ab, nachdem sich alle beruhigt haben, und erklärt noch einmal, dass es wichtig ist, seinem Verhalten Aufmerksamkeit zu schenken und sich selbst zu loben, wenn etwas gut funktioniert hat. So wird der Lernvorgang beschleunigt, denn das Gehirn lernt auf zwei Arten. Die eine Art zu lernen funktioniert über Misserfolg. Wer einmal in die Steckdose gefasst hat, dem ist das Erlebnis ins Gehirn eingeschlagen wie ein Blitz, so dass er in Zukunft nicht mehr unachtsam in eine Steckdose greifen wird, auf der Strom ist. Die zweite Art zu lernen funktioniert über Lob und Belohnung. Dadurch, dass wir uns für ein Verhalten loben, geben wir dem Gehirn zu erkennen, dass das soeben gezeigte Verhalten gut für uns und unser Wohlbefinden war. Daraufhin wird unser Gehirn versuchen, in solchen oder ähnlichen Situationen das gelobte Verhalten wieder zu zeigen. Es wird also nach gewisser Zeit zu einem Automatismus. Wenn unserem Gehirn – und damit auch uns – etwas gefällt, dann möchten wir es wiederholen. Wichtig ist, dass wir A-Situationen bemerken und uns dafür belohnen.

Planbare B-Situationen meistern

Da keine weiteren Fragen der Teilnehmenden kommen, fährt der Seminarleiter mit dem nächsten Situationstyp fort – mit den B-Situationen. „Während die Aufgabe bei den A-Situationen darin besteht, sie überhaupt wahrzunehmen und sich für zielgerichtetes

Verhalten zu belohnen, wird bei den B-Situationen geübt und trainiert. Eine Eselsbrücke für diese Situationen ist, dass sie ‚b'lanbar sind. Da sie planbar sind, können wir uns wie beim ‚B'odybuilding darauf vorbereiten. Das neuronale Netz wird in diesem Schritt auf verschiedene Situationen, die für zielgerechtes Handeln möglicherweise Schwierigkeiten bergen, vorbereitet. Was wir hier im Zürcher Ressourcen Modell als Methode benutzen, entspricht dem, was in der Verhaltenstherapie ‚systemische Desensibilisierung' genannt wird. B-Situationen sind Situationen, die ihr noch nicht automatisch mit eurem neuen neuronalen Netz bewältigen könnt und die darum eine Strategie und Planung benötigen. Wir werden das gleich gemeinsam durchsprechen.

Zunächst möchte ich euch das sogenannte B-Situations-Thermometer vorstellen." Dafür blättert der Seminarleiter eine Seite auf seinem Flipchart um. Zu sehen ist jetzt ein überdimensionales Thermometer. Die Skala auf dem Thermometer ist von 0 bis 100 eingezeichnet. In der Mitte, zwischen 40 und 60, ist eine Klammer vermerkt. „Ihr seht auf diesem Bild das B-Situations-Thermometer. Es fängt unten bei kühl oder 0 an. Hier werden Situationen eingetragen, die schon so gut wie keine Schwierigkeiten mehr bereiten und daher schon fast zu A-Situationen erklärt werden können – wenn sie denn automatisch gemeistert werden. Das Thermometer geht bis heiß oder 100. Bei 100 werden Situationen eingetragen, die ihr vorhersehen könnt, bei denen ihr aber schon im Vorhinein abschätzen könnt, dass ihr nicht zielgerecht handeln werdet und dass ihr es nicht schafft, euer neues Verhalten mittels neuronalem Netz und Ressourcen zu aktivieren. Also wirklich sehr schwierige Situationen. In der Mitte, im Bereich zwischen 40 und 60, dürft ihr gleich auf eurem Arbeitsblatt Situationen eintragen, die einem mittleren Schwierigkeitsgrad entsprechen.

Stellt euch vor, die Situationen wären Gewichte für euer neuronales Netz, das prinzipiell wachsen möchte. Wenn das Gewicht zu leicht ist, wird der Muskel – das neuronale Netz – sehr wenig bis gar nicht wachsen. Ist das Gewicht hingegen zu schwer für den Muskel, kann der Bodybuilder das Gewicht nicht stemmen. So ist es auch für euer neuronales Netz. Ein Bodybuilder trainiert mit den passenden Gewichten, die den bestmöglichen Erfolg für den Muskelaufbau haben. So werden wir auch an den Situationen üben, die den erforderlichen Schwierigkeitsgrad haben, um das neuronale Netz zu stärken und wachsen zu lassen, uns aber nicht überfordern. Wenn im Moment keine Fragen mehr sind, dann dürft ihr jetzt euer Thermometer ausfüllen. Notiert bitte Situationen, die ihr unter 40, also als planbar und machbar einschätzt. Dann Situationen, die schwierig zu bewältigen sind, also oberhalb von 60. Und Situationen im Bereich zwischen 40 und 60, die den bestmöglichen Trainingserfolg für euer neues neuronales Netz haben."

Nach ungefähr fünf Minuten beendet der Seminarleiter die Einzelarbeit. Franzi meldet sich ganz aufgeregt: „Ich habe noch nichts zwischen 40 und 60 notiert. Mir fällt auch nichts ein, was es in diesem Bereich für mich geben könnte. Entweder habe ich Situationen, die ich jetzt als einfach empfinde, oder welche, die ich als sehr schwierig ansehe. Was mache ich denn jetzt?" Der Seminarleiter beruhigt sie und fragt nach ihrer Situation, die sie als schwierig ansieht, und wie sie diese eingestuft hat. Franzi erklärt ihm: „Wenn ich einen sehr stressigen Frühdienst hatte, bei dem wirklich alles schieflief – also, ich meine: wirklich alles. Ich glaube ihr wisst, was ich meine. Wenn im Nachtdienst zwei Neuaufnahmen dazu kamen, die von den Kollegen aus dem Nachdienst noch nicht im Computer angelegt wurden, und zeitgleich auf der halben Station Isolationszimmer sind, weil die Patienten unter Diarrhoen leiden. Und wenn die Krankenpflegeschülerin von mir noch Anleitung braucht, der Stomabeutel eines Patienten nicht richtig dicht war und ich das ganze Bett neu beziehen darf und so weiter. Ihr versteht mich?! Wenn ich dann nach so einem Dienst nach Hause komme, dann sitze ich zu Hause und überlege mir, ob ich alles erledigt und nichts vergessen habe.

Ich gehe dann gedanklich nochmal den gesamten Dienst durch. Nach so einem Dienst dann motto-ziel-gerecht zu handeln, glaube ich, wird mir schwerfallen. Das ist eine Situation, die ich auf dem B-Situations-Thermometer zwischen 65 und 70 einschätze. Kann ich die Situation trotzdem nehmen?“ „Okay, wenn du dir die Situation zutraust, dann gebe ich dir eine Sonderbewilligung. Würdest du die Situation auf 70 und mehr stufen, dann hätten wir für dich einen Ideenkorb zu möglichen B-Situationen gemacht. Was von beidem möchtest du?“, fragt der Seminarleiter. „Also, ich würde gerne die Situation angehen, wenn ich schon die Möglichkeit dazu habe“, antwortet Franzi beruhigt. „Das ist ja auch meine Hauptmotivation, warum ich an dem Seminar teilnehme. Danke.“ „Da Franzi gerade eine Situation angesprochen hat, die auf dem Level von mehr als 60 liegt, möchte ich euch noch etwas dazu erklären“, sagt der Seminarleiter in die Runde. „Wenn ihr später selbstständig mit dem Zürcher Ressourcen Modell an einem neuen Thema arbeitet und ihr auf dem Thermometer eine sehr schwierige, beispielsweise eine B-90-Situation habt, die ihr unbedingt bearbeiten möchtet, dann könnt ihr für die B-90-Situation ein eigenes Thermometer anlegen und schauen, welche Situationen innerhalb der B-90-Situation auf einem Level zwischen 40 und 60 liegen. Diese Einzelsituationen in der gesamten B-90-Situation werden dann geplant, und bei Gelingen wird auch eine Bohne in die rechte Hosentasche gegeben. Hier ein Beispiel: Wenn ihr das Bewerbungsgespräch als eine B-90-Situation ansehen solltet, dann versucht diese zu zerlegen. Zum Beispiel: Wie bewertet ihr die Situation morgens beim Aufstehen, wenn ihr das erste Mal an diesem Tag an das heutige Bewerbungsgespräch denkt? Vielleicht als eine B-20-Situation. Dann die Situation, wenn ihr auf dem Weg zum Bewerbungsgespräch seid. B-50-Situation?! Wie bewertet ihr die Situation, wenn ihr kurz vor dem Gespräch vor der Tür wartet? Vielleicht als B-70-Situation?

Wenn ihr also die gesamte B-90-Situation – das Bewerbungsgespräch – in verschiedene kleine Situationen aufteilt und zu jeder kleineren und leichteren Situation einen Plan oder eine Strategie habt, dann werdet ihr merken, dass diese B-90-Situation an Gewicht verliert und für euch einfacher zu händeln ist. Wichtig ist, dass ihr euer Erfolgserlebnis nicht an einer Situation festmacht, die noch zu schwierig ist. Denn das Anspruchsniveau muss richtig gesetzt sein, damit der Erfolg so wahrscheinlich wird, dass er durch einen selbst erreicht werden kann.

Ist eine schwierige, planbare Situation gut vorbereitet, dann ist die Wahrscheinlichkeit, erfolgreich zu sein, sehr hoch. Und wenn ihr dann die Situation gemeistert habt, solltet ihr euch für euer Handeln belohnen. Bevor ihr gleich gemeinsam eine der Situationen plant, die auf eurem Arbeitsblatt zwischen 40 und 60 angesiedelt ist, möchte ich euch noch zwei weitere Ressourcen in euren Ressourcen-Pool legen. Zum einen sind das die ‚Wenn-dann-Pläne' und zum anderen die ‚sozialen Ressourcen'."

Wenn-dann-Pläne und soziale Ressourcen zum Bewältigen von B-Situationen

„Stellt euch vor", fährt der Seminarleiter fort, „ihr wärt mit eurem Motto-Ziel und euren Primes in einer eurer B-Situationen, die ihr geplant habt. Damit ihr in solchen Situationen nicht nur zwei Ressourcen habt – das Motto-Ziel und die Primes – werden wir euren Ressourcen-Pool um zwei Ressourcen erweitern, damit die Wahrscheinlichkeit, die B-Situation mit Erfolg zu meistern, kräftig steigt. Beginnen möchte ich mit den Wenn-Dann-Plänen, die von dem Psychologen Peter M. Gollwitzer erfunden wurden. Das Thema bei den Wenn-dann-Plänen ist die Handlungskontrolle durch Vorsätze. Sie erzeugen Sofort-Automatismen, indem sie dem Unbewussten eine klare Verbindung von einem auslösenden Stimulus zu einem Verhalten liefern. Da unser Unbewusstes, wie ihr jetzt wisst, mit inneren Bildern arbeitet, kann es die sprachliche Form ‚wenn – dann' sehr leicht verarbeiten. Denn während wir uns das gewünschte Verhalten in Form eines Wenn-Dann-Plans vorsagen, stellen wir uns dazu die passenden Bilder im Kopf vor. So hat das Unbewusste direkten Zugang zu diesem Verhalten. Darum ist die Erfolgsrate bei dieser Methode auch sehr hoch.

Hier ein kleines Beispiel zum besseren Verständnis: Wenn ich bei uns in den Keller gehe, dann muss ich mich aufgrund der niedrigen Tür immer ducken, damit ich mir nicht den Kopf anstoße. Unabhängig von einem Motto-Ziel habe ich mir dazu einen Wenn-dann-Plan aufgestellt. Dabei muss das ‚wenn' genau spezifiziert werden, damit dem Unbewussten zu hundert Prozent klar ist, wann es mit dem ‚dann' starten soll. Das ‚wenn' arbeitet mit inneren Bildern (meine Wut, meine Nervosität, meine Befürchtung) oder mit äußeren Bildern (meine Frau flucht, mein Nachbar raucht, mein Feierabend). In meinem Fall also ein äußeres ‚wenn': Wenn ich die Kellertür öffne, um hinunterzugehen ... Das ‚Dann' muss ein präzises Verhalten formulieren, das ich in dieser Situation ausführen möchte, damit meinem Unbewussten zu hundert Prozent klar ist, was es zu tun hat. Das ‚dann' kann in zwei verschiedenen Varianten eingesetzt werden. Entweder mit einem einfachen Verhalten: Wenn ich nach der Arbeit nach Hause komme, dann ziehe ich meine Laufschuhe an und gehe erst mal joggen. Oder in der zweiten Variante mit ressourcenaktivierendem Verhalten: Wenn die Pflegedienstleitung mich in ihr Büro ruft, dann nehme ich meinen Prime-Schlüsselanhänger in die Hand, um mich zu beruhigen und nicht aufgeregt zu sein. Als weitere Variante könnt ihr mit dem Wenn-dann-

Plan auch euer Motto-Ziel aktivieren. Wenn ich die Nervosität spüre, dann sage ich mir mein Motto-Ziel auf.

Wenn-dann-Plan

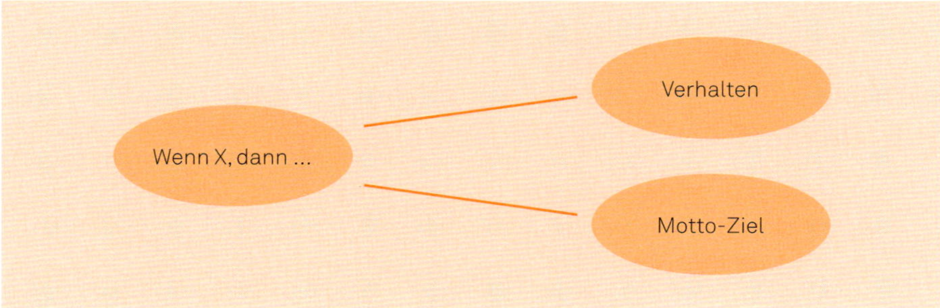

Quelle: Storch, J. & Weber, J. (2013). Wolfpackt La(h)ma. Bern: Verlag Hans Huber. S. 176.

In meinem Fall mit dem Keller habe ich mir einen einfachen Wenn-dann-Plan gebastelt: Wenn ich die Kellertür öffne, um hinunterzugehen, dann ziehe ich den Kopf ein, um einen heilen Kopf zu behalten. Wichtig ist, dass der Wenn-dann-Plan mindestens einmal aufgeschrieben wird, um ihn zu verinnerlichen.

In eurem Fall, bezogen auf eine B-Situation, könnt ihr dem Zürcher Ressourcen Modell gemäß beide Varianten benutzen, sofern sie das zielgerechte Handeln unterstützen. Auf dem nächsten Arbeitsblatt mit der Überschrift ‚Wenn-dann-Pläne schmieden' könnt ihr gleich einen Wenn-dann-Plan aufschreiben. Das Aufschreiben ist wichtig, damit er noch besser in euerm Gedächtnis gespeichert ist. Häufige Fehler, aufgrund derer Wenn-dann-Pläne nicht funktionieren, bestehen darin, sie nicht aufzuschreiben, das Wort ‚dann' im Satz zu vergessen oder die Tatsache, dass das ‚Wenn' und ‚Dann' nicht zusammenpassen. Ist das einleuchtend?", fragt der Seminarleiter nach.

Da aus der Gruppe keine Rückfragen kommen und alle nicken, erklärt er den Teilnehmenden noch die letzte Ressource.

„Okay, als weitere Ressource für euren Pool möchte ich euch die ‚sozialen Ressourcen' vorstellen. Als soziale Ressource werden Menschen bezeichnet, die euch bei der Umsetzung und Verwirklichung eures Motto-Ziels behilflich sein können. Dies ist eine weitere Möglichkeit, das gewünschte neuronale Netz zu aktivieren und zu stärken. Das Zürcher Ressourcen Modell geht davon aus, dass individuelle (Um-)Lernprozesse erheblich zuverlässiger gelingen, wenn sie dabei sozial unterstützt werden. Ob die Unterstützung dabei auf der emotionalen und motivationalen Beziehungsebene oder auf der fachlichen Sachebene ansetzt, macht keinen Unterschied. Man weiß, dass Menschen, mit denen man eine bedeutsame Beziehung hat – zum Beispiel Eltern, Partner, Kinder, oder Freunde –, unbewusste automatische Selbstregulationsprozesse bei einem freisetzen können.

Im Zürcher Ressourcen Modell unterscheiden wir zwischen drei verschiedenen sozialen Ressourcen, die euch bei der Umsetzung des gewünschten Verhaltens dienlich sein können. Zum einen die ‚stille soziale Ressource'. Das sind Menschen, die gar nichts von ihrer Position als Ressource wissen und auch nichts dafür tun müssen." „Das verstehe ich jetzt nicht", meldet sich Anna. „Wie sollen die mir dann helfen, wenn sie nichts machen?" „Ich gebe euch zu jeder Ressource ein Beispiel", erklärt der Seminarleiter. „Anna, stell dir bitte vor, du befindest dich in einer Teamsitzung am Tisch mit deinen Kollegen. Du weißt, dass deine Kollegin, nennen wir sie Mechthild, immer die Ruhe in Person ist. Dein Ziel ist es, in den Teamsitzungen ruhig und gelassen zu sein und zu bleiben. Du hast dir vor der Sitzung dein Motto-Ziel angeschaut und verinnerlicht und nimmst dir extra ein Glas Wasser mit. Als dritte Ressource für diese Situation könntest du dich neben Mechthild setzen. Weil Mechthild für dich allein wegen ihres Verhaltens eine Ressource darstellt. Du möchtest so ruhig und gelassen wie Mechthild sein. Man könnte sagen, Mechthilds Verhalten wirkt sich automatisch auf dein erwünschtes Verhalten aus. Dafür muss Mechthild nichts tun. Sie muss noch nicht einmal wissen, dass sie eine Ressource für dich ist. Daher ‚stille soziale Ressource'.

Eine weitere soziale Ressource ist die ‚strategische soziale Ressource'. Diese Person wurde von euch instruiert, etwas zu tun, hat aber kein ZRM-Wissen. Zum Beispiel: Paul hat sich entschlossen, eine Ausbildung zum Krankenpfleger zu absolvieren, und hat um 14 Uhr ein Vorstellungsgespräch in einem namhaften Krankenhaus wie beispielsweise der Charité in Berlin. Um während dem Vorstellungsgespräch motto-ziel-gerecht zielstrebig und konzentriert zu sein und um sich überhaupt im Gespräch an sein Motto-Ziel zu erinnern, bittet er einen Freund, ihm um 13.55 Uhr eine WhatsApp Nachricht mit dem Bild eines Fischs oder Fischs an der Angel zu schicken. Dadurch wird Paul unbewusst an sein Motto-Ziel erinnert, und er ruft automatisch sein neuronales Netz zu dieser Situation auf. Vielleicht wird der Freund fragen, was das soll mit dem Fisch, worauf er antworten kann, dass es eine Motivationshilfe sei. Der Freund benötigt für diese Aufgabe allerdings kein ZRM-Wissen. Daher ‚strategische soziale Ressource'. Ihr könnt diese Person strategisch für eure gewünschte Verhaltensweise einsetzen.

Als dritte soziale Ressource erkläre ich euch noch die ‚eingeweihte soziale Ressource'. Diesmal handelt es sich um eine Person, die ZRM-Wissen hat und die ihr instruieren könnt, euch zu unterstützen. Helmut, nehmen wir an, du hast nach deinem wohlverdienten Erholungsurlaub Schwierigkeiten, dich für die Arbeit am nächsten Tag zu motivieren. Prinzipiell möchtest du selbst aber motiviert sein, um am ersten Arbeitstag nicht mit schlechter Laune und genervt auf Station zu erscheinen. In diesem Fall könntest du hingehen und jemanden aus dieser Gruppe bitten, dich dabei zu unterstützen, Motivation für den ersten Arbeitstag aufzubauen und dich getreu dem Motto-Ziel zu verhalten – selbstbewusst auf deinem Weg des Fortschritts zu bleiben. Du könntest dir jemanden aus der Gruppe aussuchen, der dich am Abend vor dem ersten Dienst anruft, um dich an dein Motto-Ziel zu erinnern, oder der dir morgens auf dem Weg zur Arbeit eine SMS mit deinem Motto-Ziel schickt. Die eingeweihte soziale Ressource versteht den Sinn deines Motto-Ziels und braucht daher keine ausführliche Erklärung, was ihre Aufgabe ist. Da sie das Zürcher Ressourcen Modell kennt, weiß sie auch um die Wichtigkeit ihrer Funktion und wird dich dabei unterstützen." Der Seminarleiter fast nochmal kurz zusammen: „Soziale Ressourcen sind also Menschen, die euch bei eurem Vorhaben, euer gewünschtes Verhalten an den Tag zu legen und euer neuronales Netz zu benutzen, unterstützen. Es kann eine stille soziale Ressource sein, die keine Verhaltensinstruktion hat, eine strategische soziale Ressource, die ihr zuvor bittet, euch zu unterstützen, die aber nichts von ZRM® weiß, oder die eingeweihte soziale Ressource, die ihr bitten könnt, euch zu helfen, die ZRM-Wissen hat und um ihre Wichtigkeit weiß."

Der Seminarleiter erkundigt sich bei den Teilnehmenden, ob es zu den Themen „Wenn-dann-Pläne" und „soziale Ressourcen" noch Fragen gibt. Helmut meldet sich: „Muss ich denn bei einer Situation, die ich plane, immer alle Ressourcen benutzen?" „Die Frage ist gut, danke", antwortet der Seminarleiter. „Nein, ihr müsst nicht alle Ressourcen verwenden. Ihr könnt. Je mehr Ressourcen ihr aber an der richtigen Stelle platziert, desto wahrscheinlicher ist es natürlich, dass ihr so handelt, wie ihr es wollt. Misserfolge werden dadurch eher vermieden."

Mein Wenn-dann-Plan

Mein Wenn-dann-Plan lautet:

Wenn ....

....

....

Dann ....

....

....

Quelle: Grauwiler, D. (2016). Selbstmanagement im Job: Berufliches Wohlbefinden mit ZRM®. Bern: Hogrefe. S. 211.

Eine B-Situation planen

Der Seminarleiter weiß, dass diese Phase des ZRM-Trainings eher nüchtern ist, da hier viel mit dem Verstand gearbeitet wird. Daher möchte er mit einem Praxisbeispiel etwas Schwung in die Runde bringen: „Wenn ihr möchtet, dann machen wir uns jetzt an das nächste Arbeitsblatt: ‚Eine B-Situation planen'. Stellt sich dafür jemand von euch zur Verfügung?" Anna meldet sich und freut sich, dass die anderen Teilnehmenden ihr helfen möchten. Der Seminarleiter fragt sie nach ihrer B-Situation, die einen Herausforderungsgrad zwischen 40 und 60 hat. Anna meint, dass der Seminarleiter eben mit seinem Beispiel bei ihr gar nicht so falsch gelegen habe. Bei ihr sei es allerdings nicht die Teamsitzung, sondern die Stationsleiterkonferenz. Wenn sich alle Stationsleiter morgens mit der Pflegedienstleiterin im Besprechungsraum treffen, möchte sie ruhig und mit überzeugender Kompetenz auch bei den erfahreneren Kollegen selbstbewusst auftreten.

„Das passt super für die Übung", bestärkt sie der Seminarleiter. „Auf deinem nächsten Arbeitsblatt, Anna, findest du Fragen zur planbaren Situation. Als erstes schreibst du bitte die Rahmenbedingungen deiner ausgewählten Situation auf – wer ist beteiligt, wo befindet sich die Situation, wie war dein bisheriges Empfinden. Du hast uns ja gerade schon deine Situation erklärt. Habt ihr noch Fragen an Anna?", wendet er sich an die Runde. Da keine Fragen gestellt werden, bittet er die Gruppe um einen Ideenkorb zum Thema Ressourceneinsatz für die beschriebene Situation. Die Gruppe macht Anna tolle Angebote, um die B-Situation zu planen:

Ideenkorb Ressourceneinsatz

Erinnerungshilfen:
- Zehn Minuten vor der Sitzung mit dem Handy eine Erinnerung einrichten. Wenn dann das Handy klingelt, steht da als Erinnerung dein Motto-Ziel.
- Primes in der Arbeitstasche können bei Bedarf angefasst und berührt werden.
- Unauffällig an den Haaren riechen, die morgens mit dem Nemo-Shampoo gewaschen wurden.
- Eine Muschel vom letzten Strandurlaub in der Hosentasche haben, um diese während der Sitzung unbewusst zu spüren

Wenn-dann-Plan:
- Wenn ich zur Stationsleitersitzung gehen möchte, dann trinke ich erst noch einen Schluck stilles Wasser und denke dran, meine Erinnerungshilfen mitzunehmen.
- Wenn ich in der Stationsleitersitzung merke, dass ich nervös werde, dann atme ich dreimal tief durch und sage mir innerlich mein Motto-Ziel vor.
- Wenn ich spüre, dass ich unsicher werde, dann berühre ich mein Anker-Armband, um mich zu beruhigen.
- Wenn ich meine Tasche für die Sitzung packe, dann lege ich auch meine Primes in die Tasche.

Soziale Ressourcen:
- Als stille soziale Ressource könntest du dich neben einen Kollegen setzen, der selbstsicher und beruhigend auf dich wirkt.
- Strategische soziale Ressource: Du könntest eine Kollegin bitten, dir während der Sitzung ein Glas Wasser zu bringen.
- Als eingeweihte soziale Ressource könntest du einen aus dieser Gruppe bitten, dich vor der Sitzung anzurufen, um dich an dein Motto-Ziel zu erinnern.

Mit diesen tollen Ideen kann Anna auf jeden Fall etwas anfangen. Sie bedankt sich herzlich bei der Gruppe und ist froh, dass sie jetzt auch etwas Greifbares in der Hand hat. Also konkrete Herangehensweisen für ihr Problem. Die anderen Teilnehmenden bekommen nun ihre Chance, sich über ihre B-Situation Gedanken zu machen und diese ebenfalls wie Anna zu planen. Dafür erhalten sie vom Seminarleiter eine halbe Stunde Zeit, die Situation konkret zu beleuchten, einen Ideenkorb von der Gruppe zu bekommen und diesen auszuwerten.

Als alle Teilnehmenden ihre Aufgabe erledigt haben und wieder aus der Sonne zurück im Seminarraum sind, fragt der Seminarleiter jeden einzelnen nach dessen liebster Ressource, von der sich der oder die Teilnehmende am meisten Unterstützung verspricht. Anna benennt für ihre Stationsleiterbesprechung-Situation das stille Glas Wasser, das sie vor der Stationsleitersitzung trinkt. Franzi findet die Idee gut, dass sie sich nach einem stressigen Dienst zu Hause ihren Wenn-dann-Plan aufsagt: Wenn meine Gedanken im Kopf Karussell fahren, dann setze ich mich fünf Minuten auf die Couch, mache mir klar, dass ich jetzt zu Hause im „Frei“ bin und sage mir mein Motto-Ziel vor. Sabine hat sich für eine Erinnerungshilfe beim nächsten Telefonanruf entschieden. Sie telefoniert mit ihrer Stationsleitung jetzt grundsätzlich nur noch auf dem Bärenfell im Wohnzimmer. Paul möchte sich kurz vor den Vorstellungsgesprächen von seiner Freundin anrufen lassen, damit sie ihn an sein Motto-Ziel und seine gewünschte Haltung im Gespräch erinnert. Martin wird sich einen Merchandise-Kugelschreiber als Prime in die Hosentasche stecken, um weiterhin glücklich auf der Arbeit zu sein und damit das auch noch weiterhin anhält. Helmut hat sich eine Situation ausgesucht, in der er viele Patienten zum OP fahren muss. Da die meisten OPs geplant sind und er im OP-Plan sehen kann, welche Tage das sind, hat er sich für einen Wenn-dann-Plan entschieden, der ihn morgens daran erinnert, seine neuen Lauf-Arbeitsschuhe anzuziehen und ein Paar neue Schnürsenkel in der Kasack-Tasche zu haben, die er bei Bedarf anfassen und drücken kann, um an sein Motto-Ziel erinnert zu werden.

C-Situationen sind unvorhersehbar

„Eure Ressourcen sind gut gewählt“, meint der Seminarleiter. Man sieht ihm den Stolz auf seine Gruppe an, darauf, dass sie alles so gut verstanden haben und schon umsetzen können. Der Lernprozess hat bereits angefangen. Der Seminarleiter beginnt nun mit seinen Ausführungen zum letzten Situationstyp: „Ihr wisst jetzt, dass ihr euch bei bestandenen einfachen A-Situationen belohnen sollt, nachdem ihr sie bemerkt habt. Und ihr wisst auch, wie schwierige B-Situationen zu planen sind, da sie vorhersehbar sind. Es gibt nun aber auch noch die schwierigen unvorhersehbaren C-Situationen. Euch wird es in nächster Zeit passieren, dass ihr immer mal wieder auf Situationen stoßt, die euch so richtig kalt erwischen, von denen ihr völlig überrascht werdet und in denen es euch und eurem neuen neuronalen Netz noch nicht gelingt, diese Situationen automatisch zu bewältigen. Deshalb werden diese Situationen auch liebevoll als ‚c‘ritische Situationen bezeichnet.“ Der Seminarleiter hat absichtlich das Wort „noch“ mit einem beruhigenden und ermutigenden Lächeln betont. „Wenn es euch kalt erwischt“, fährt er fort, „werdet ihr höchstwahrscheinlich einen Misserfolg erleben.

Damit meine ich, dass es euch nicht möglich sein wird, das erwünschte Verhalten abzurufen, und dass ihr höchstwahrscheinlich in alte Automatismen verfallt. Umso wichtiger ist es, euch bewusst zu machen, dass die meisten schwierigen und unvorhersehbaren C-Situationen für Anfänger nicht zu meistern sind. Ich sage euch das, um eure Erwartungshaltung zu reduzieren und damit ihr den Misserfolg in solchen Fällen nicht ganz so dramatisch aufnehmt. Je mehr Situationen im B-Bereich geübt und damit die neuen Automatismen in schwierigeren Situationen trainiert werden, desto besser ist die Ausgangslage für unvorhersehbare Situationen. Es braucht auch etwas Geduld – es ist ein Lernprozess. Das Zürcher Ressourcen Modell lässt euch aber nicht allein mit dem Wissen, dass die meisten schwierigen unvorhersehbaren C-Situationen zunächst nicht zu bewältigen sind. ZRM® hat für euch eine Strategie entwickelt, um euch den Umgang mit C-Situationen zu erleichtern und damit die Erfolgswahrscheinlichkeit deutlich zu verbessern. Das möchte ich euch als nächstes zeigen. Gibt es bis hierher Fragen?“

Sabine meldet sich: „Ich habe so direkt keine Frage. Ich würde nur gern wissen, ob ich das richtig verstanden habe?! B-Situationen sind schwierige Situation, die ich aber vorhersehen und dadurch auch planen kann. C-Situationen sind dagegen unvorhersehbar und darum auch nicht planbar. Richtig?“ „Ja, das ist korrekt“, antwortet der Seminarleiter. „C-Situationen können nicht geplant werden, da wir nicht wissen können, was irgendwann und in welcher Form in der Zukunft passieren wird. Das wäre Spekulation, und es ergibt keinen Sinn, sich darüber Gedanken zu machen. B-Situationen sind Situationen in der näheren Zukunft, von denen ihr wisst, dass sie auf euch zukommen werden. Beispielsweise ein Vorstellungsgespräch oder die nächste Teamsitzung. Wenn euch aber eine C-Situation erwischt, dann könnt ihr wie folgt vorgehen.“

Der Seminarleiter blättert wieder eine Seite an seinem Flipchart weiter. „Schwierige C-Situationen haben bei Anfängern eine geringe Erfolgswahrscheinlichkeit, da sie erstens eine sehr große Herausforderung darstellen und zweitens überraschend eintreten. Solange ihr noch über keinen Automatismus verfügt, kann das erwünschte neuronale Netz unter diesen Umständen nicht abgerufen werden. In solchen Situationen wird das alte und unerwünschte neuronale Netz aktiviert. Aber es ist wie beim ‚Schiffe versenken'. Manchmal gelingt uns auch ein Volltreffer, heißt, eine unvorhersehbare Situation ist uns dann doch gelungen – auf Anhieb. Und dafür sollten wir uns dann auch großzügig belohnen. Gut zu wissen, dass auch schwierige C-Situationen mit der Zeit zu einfachen A-Situationen werden können, wenn sie im B-Bereich ausreichend geübt werden. Wie eine C-Situation zu einer B-Situation wird, erkläre ich euch im nächsten Schritt mit dem ZRM-Ablaufmodell.

Ich gebe euch an dieser Stelle kurz ein Beispiel. Mein erstes Motto-Ziel in meinem eigenen ZRM-Grundkurs lautete: Powervoll und mit Leichtigkeit genieße ich meine Aktivitäten in der Natur. Zu dieser Zeit war mein Wunsch, mehr Sport zu treiben und Fahrrad zu fahren. Klar war, dass ich mich nach jeder Fahrradtour – im Sinne der A-Situation – belohne. Als eine schwierige planbare B-Situation, mit einem Schwierigkeitsgrad von B-55 auf dem B-Situations-Thermometer, formulierte ich: Kalte Tage, die meine Motivation senken. Meine Ressource war ein pfiffiger Wenn-dann-Plan: Wenn es heute kalt ist, dann ziehe ich mir ein Trikot mit langen Ärmeln an und fahre Fahrrad. Bis hierhin alles kein Problem. An einem Sonntagmorgen wollte ich starten, habe mich umgezogen, ging in den Keller, um das Fahrrad zu holen, und sah, dass das Fahrrad einen Platten und ich weder ein Reparatur-Set noch einen neuen Fahrradschlauch hatte. Da es Sonntag war, konnte ich auch nichts im Radsportladen besorgen. Daraufhin war ich von mir selbst so enttäuscht und genervt, weil ich nicht achtsam mit dem Rad umgegangen bin, dass ich mich umzog und wieder in alte Verhaltensmuster verfallen bin – auf der Couch gemütlich Fernsehen zu schauen, statt eine Runde zu laufen oder ähnliche sportliche Aktivitäten auszuüben. Es war ja schließlich Sonntag, und da ruht man sich ja für gewöhnlich aus. Das war eine absolute C-Situation, da sie für mich an diesem Morgen unerwartet auftrat. Im Nachhinein könnte man selbstverständlich sagen, dass es eine erwartete Situation hätte sein können, denn mit einem Platten ist immer mal zu rechnen. Ja, das stimmt. Aber eben nicht an diesem Sonntagmorgen. Da war die Situation für mich völlig überraschend, denn das Fahrrad hatte ich erst zwei Wochen, mein neuronales Netz war noch nicht genug trainiert, und mit einem Platten hatte ich nicht im Entferntesten gerechnet. Hier wurde ich kalt erwischt.

Die Strategie im Umgang mit schwierigen unvorhersehbaren und überraschenden Situationen besteht im Zürcher Ressourcen Modell nun darin, durch nachhaltige Analyse der misslungenen C-Situation eine B-Situation zu generieren, und zwar durch Sammeln und Identifizieren von Vorläufersignalen. Was meine ich mit Vorläufersignalen?

Vorläufersignale sind Ereignisse, Erlebnisse oder Wahrnehmungen zum Beispiel vor einer Situation: Wenn ihr merkt, dass es euch immer morgens nach dem Aufstehen nicht gelingt, zielgerecht zu handeln. Oder wenn ihr schlecht gelaunt seid, euch euer Kollege von der Seite anmacht, wenn ihr nervös seid, wenn der Computer auf der Arbeit streikt, wenn die Pflegeschüler besondere Aufmerksamkeit brauchen und so weiter – wenn ihr dann nicht zielgerecht handeln könnt: Dann sind das Vorläufersignale. Es wird zwischen inneren (in mir selbst) und äußeren (in meinem Umfeld) Vorläufersignalen unterschieden. Also Signale, die vor eurem Handeln erkennbar sind. In meinem Fall mit dem Fahrrad habe ich in der nachfolgenden Analyse der Situation bemerkt, dass ich am Abend zuvor auf einer Geburtstagsparty war, spät ins Bett gekommen bin und morgens dementsprechend nicht fit war. Mein Vorläufersignal war also die Müdigkeit morgens. Mit dieser Erkenntnis konnte ich daraufhin diese Situation zu einer planbaren B-Situation machen. Mein Plan war, erstens immer ein Reparatur-Set und einen neuen Fahrradschlauch im Rucksack zu haben und zweitens die Fahrradtour auf den Nachmittag zu verlegen, wenn ich morgens noch müde vom Vorabend bin. Ich habe aus einer schwierigen unvorhersehbaren C-Situation eine B-Situation machen können, die ich mit meiner sozialen Ressource – meiner Frau – und einem neuen Wenn-dann-Plan planen konnte."

Der Seminarleiter fragt, ob das verständlich gewesen sei, denn es kommen keine Zwischenfragen. Die Teilnehmenden versichern ihm aber, dass alles soweit klar sei. Sabine fragt trotzdem vorsichtshalber nach: „Nur nochmal für mich zum Verständnis: Worauf muss ich denn jetzt achten, wenn mich eine C-Situation übermannt?" Der Seminarleiter erklärt zusammenfassend: „Wenn euch eine C-Situation überrascht, dann ist es zunächst wichtig, dass ihr sie als solche wahrnehmt und notiert. Dafür habt ihr in eurem Arbeitsmanuskript ein eigenes Arbeitsblatt. Sicherlich habt ihr, nachdem euch die Situation erwischt hat, ein schlechtes Gefühl oder negative Affekte. Minimiert diese schnellstmöglich und verkürzt die Refraktärzeit. Was ich damit sagen möchte: Regt euch nicht Stunden, Tage oder gar Wochen über das eigene Versagen in der Situation auf. Macht euch bewusst, dass es eurem neuronalen Netz noch nicht möglich war, diese unvorhersehbare Situation zu bewältigen.

Sammelt in nächster Zeit vier bis sechs C-Situationen, reflektiert die Situationen und analysiert und erkennt die Vorläufersignale. Wenn ihr Gemeinsamkeiten bei einigen C-Situationen gefunden habt, dann macht aus dieser unvorhersehbaren C-Situation eine planbare B-Situation, denn ihr wisst, auf welche Signale ihr in Zukunft achten müsst. Plant diese B-Situation und übt sie. Dann wird sie irgendwann zu einer A-Situation, und ihr handelt automatisch wie gewünscht. Okay?" Sabine nickt, und der Seminarleiter fährt fort: „Zurück zu meinem Beispiel mit dem Fahrrad: Wenn ich also mein Vorläufersignal, die Müdigkeit, bemerke, dann nutze ich meinen neuen Wenn-dann-Plan: Wenn ich heute Morgen zu müde bin zum Fahrradfahren, dann ruhe ich mich zuerst aus und fahre erst am Nachmittag. Meine Frau hilft mir als eingeweihte soziale Ressource, indem sie mich nachmittags an mein Motto-Ziel erinnert und mir einen Prime mit auf die Fahrradtour gibt. Wie diese Situation jetzt zu einer einfachen und automatischen A-Situation wird, erkläre ich euch am ZRM-Ablaufmodell."

Das ZRM-Ablaufmodell

„Wenn es keine Fragen mehr zu den unvorhersehbaren C-Situationen gibt, stelle ich euch jetzt das ZRM-Ablaufmodell vor“, erklärt der Seminarleiter mit einem zufriedenen Gesichtsausdruck und blättert eine Seite auf seinem Flipchart weiter, auf der das ZRM-Ablaufmodell skizziert ist. „Eines möchte ich euch persönlich mit auf den Weg geben: Es liegt nicht unbedingt am ZRM® oder an euch, wenn eine Situation nicht auf Anhieb gelingt. Meistens liegt das vielmehr an der fehlenden Übung. Wenn euch hin und wieder ein Ausrutscher passiert, könnt ihr ihn im Nachhinein als einen Teil eurer (gegenwärtigen) Persönlichkeit begrüßen, eine Flasche Champagner öffnen und darauf anstoßen, dass ihr die Situation erkannt habt. Denn den Ausrutscher zu bemerken und zu akzeptieren ist schon mal ein wichtiger Schritt. Auch wenn ihr unangenehme, unbefriedigende Gefühle von Kontrollverlust, Scham- oder Schuldgefühle habt – ihr könnt es im Nachhinein nicht ändern. Ihr könnt ‚nur‘ dafür sorgen, dass es in Zukunft anders wird. Und dafür habe ich euch das ZRM-Ablaufmodell mitgebracht. Ihr seht auf dem Schaubild mehrere Stufen. Um genau zu sein: sechs Stufen. Die gehen wir jetzt zusammen durch. Stellt euch vor, ihr seid nach diesem ZRM-Training wieder zurück im Arbeitsalltag auf eurer Station. Ihr habt euer Motto-Ziel verinnerlicht und seid motiviert, zielgerecht zu handeln, um das zu tun, was ihr wirklich wollt. So sieht Selbstmanagement vom Feinsten aus.

Primes sind aktiv, und Erinnerungshilfen werden auch genügend eingesetzt. Ihr erledigt eure Arbeit und seid bester Dinge. Aber auf dem Heimweg von der Arbeit oder beim Abendessen mit eurem Partner erkennt ihr plötzlich, dass ihr in einer bestimmten Situation in alte Verhaltensmuster zurückgefallen seid. Ihr bemerkt dies erst nach der eigentlichen Situation, das heißt: zeitversetzt. Das ist mit der Skizze auf Stufe 1 gemeint. Die alte Reaktion wurde aktiviert und erst später bemerkt. Das Gute ist: Seid ihr erst einmal darauf sensibilisiert, dann erkennt ihr diese Situationen von Mal zu Mal schneller. Das ist Stufe 2. Ihr seht, dass zwar noch die alte Reaktion eintritt, ihr aber die Situation früher bemerkt als noch zuvor. Bis ihr dann in der Situation selber bemerkt, dass ihr das alte oder unerwünschte Verhalten an den Tag legt. Hier zu sehen auf Stufe 3. Bis hierher sind das alles noch unvorhersehbare C-Situationen.

Nun wird es spannend. Nach geraumer Zeit entwickelt ihr ein Gespür für solche Situationen. Und wenn ihr euch diese C-Situationen anschaut und sie analysiert, werdet ihr mit Sicherheit Vorläufersignale bemerken und erkennen. Auf dem Flipchart als Stufe 4 eingezeichnet. Habt ihr herausgefunden, was oder wer der Auslöser für euer unerwünschtes Verhalten ist, dann könnt ihr diese Situation als B-Situation planen. Soll heißen: Wenn ihr das nächste Mal in dieselbe oder eine ähnliche Situation geratet und ihr die Vorläufersignale rechtzeitig bemerkt, dann könnt ihr eure Ressourcen einsetzen, sie anwenden und die Situation mit eurem neuen Motto-Ziel meistern und wie erwünscht handeln. Das seht ihr hier auf Stufe 5. Auf Stufe 6 ist veranschaulicht, dass eine

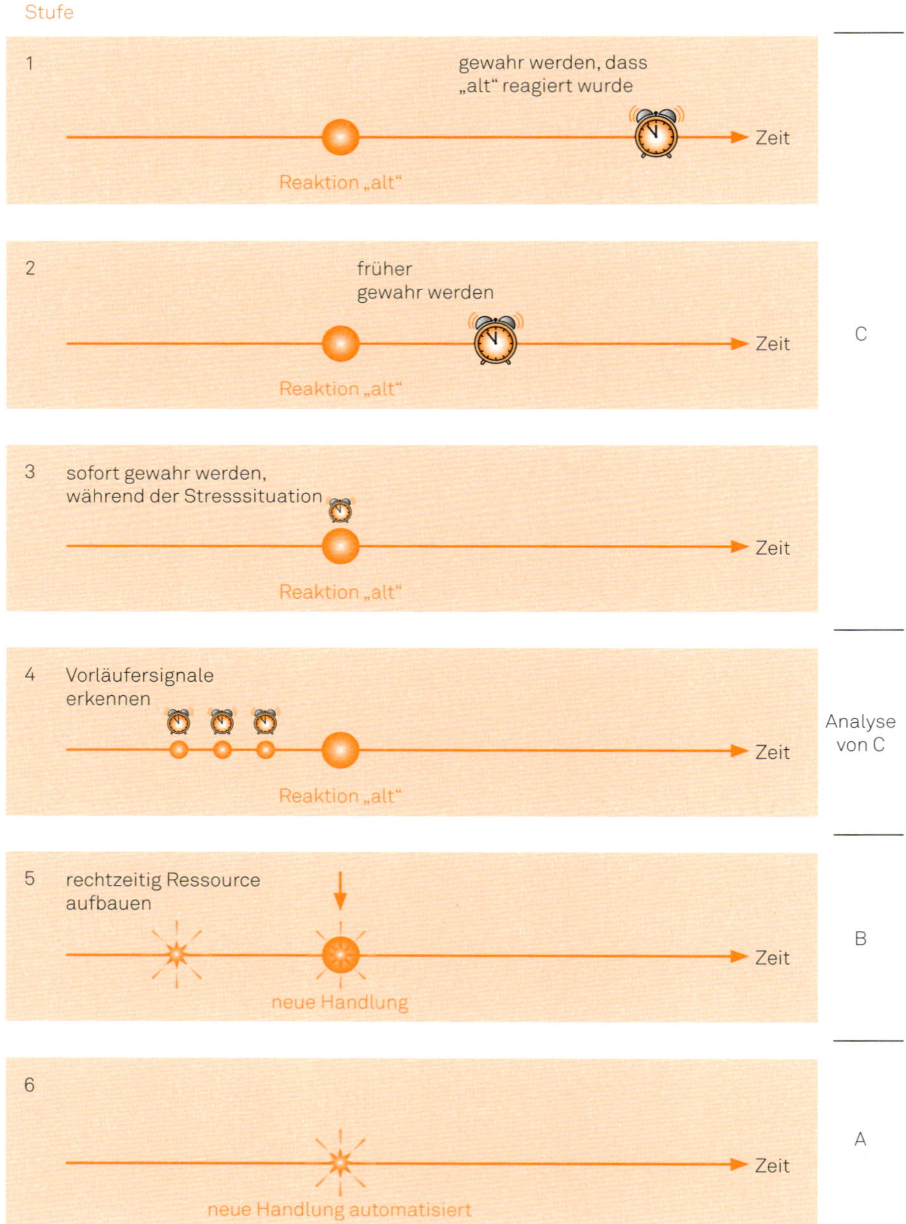

Quelle: Storch, M. & Krause, F. (2014). Selbstmanagement – ressourcenorientiert (5. erw. u. vollst. überarb. Aufl.). Bern: Verlag Hans Huber. S. 291.

Situation, die gut geplant und mit Ressourcen abgesichert ist, nach gewisser Zeit zu einer A-Situation werden kann. Denn wenn ihr oft genug eine Situation übt und dadurch euer neues neuronales Netz aktiviert, dann wird eure Handlung automatisiert. Ich habe es eben schon einmal gesagt: Wenn Situationen oft geübt werden und das neuronale Netz aktiviert wird, so dass es wächst und sich weiter vernetzt, dann dauert es ungefähr drei bis sechs Monate, bis sich ein Automatismus entwickelt. Was uns das ZRM-Ablaufmodell zeigt: Neben all den motivierenden Erfolgserlebnissen könntet ihr auch auf Hürden stoßen, die aber wunderbar trainiert und überwunden werden können – wie ihr seht."

Logbuch für C-Situation

Arbeitsblatt

Bei folgenden überraschenden C-Situationen hat es mich „kalt erwischt“, wurde ein alter, unerwünschter Automatismus aktiviert:

1.

2.

3.

4.

5.

6.

7.

8.

9.

10.

Zürcher Ressourcen Modell ZRM

Kopiervorlage

Quelle: Storch, M. & Krause, F. (2014). Selbstmanagement – ressourcenorientiert (5. erw. u. vollst. überarb. Aufl.). Bern: Verlag Hans Huber. S. 356.

Mit voller Kraft voraus

Die Transfersicherung und mein Haupthindernis

„Mit dieser Darstellung der einzelnen Situationen verlassen wir nun die Phase 4 des Rubikon-Prozesses und gehen einen Schritt weiter in die fünfte und letzte Phase", erklärt der Seminarleiter. „Im Zürcher Ressourcen Modell wird sehr großen Wert auf den Praxistransfer und dessen Sicherung gelegt. Auch wenn jetzt zum ersten Mal der Begriff Transfer auftaucht, haben wir schon viel für die Umsetzung des Gelernten getan. Gemeint sind damit die zwar bereits vorhandenen, aber bis jetzt unbemerkten oder ungenutzten Ressourcen, die Ressourcen, die euch dabei helfen, eure Ziele zu realisieren. Ihr habt euch mit euren Ressourcen beschäftigt und sie für euer Handeln geplant. Damit ist ein wichtiger Baustein für die Transfersicherung in den Alltag gelegt.

Aber nicht nur die geplanten Ressourcen, sondern auch die Entwicklung des Motto-Ziels, das strikt auf die Handlungswirksamkeit angelegt wurde, dient dem Anspruch eines effizienten Transfers. Der systematische Einsatz von persönlichen Ressourcen zur Zielerreichung und das ressourcenorientierte Selbstmanagement erfordern dabei einen Umlernprozess. Der Ausbau der dazugehörigen neuronalen Netze, deren häufige Benutzung zu neuen Bahnungen führt, ist ebenfalls als wichtiger Transfer anzusehen. Jeder Umlernprozess braucht seine Zeit und ist sicherlich nicht von heute auf morgen sofort abgeschlossen. Diese Phase braucht Übung, Schutz und Pflege, um sich zu entwickeln, zu festigen und zu einem Automatismus zu werden." Sabine schaut etwas betrübt auf den Boden und sieht dabei nachdenklich und ein bisschen verzweifelt aus. Der Seminarleiter bemerkt es und fragt: „Sabine, alles in Ordnung? Ich habe den Eindruck, dass dir gerade etwas durch den Kopf geht."

Sabine erschreckt fast ein bisschen und antwortet: „Ja. Doch. Alles klar. Ich war nur heute Morgen so in Fahrt, dass ich dachte, ab morgen werde ich es draufhaben, auch mal nein zu sagen und auf mich zu achten. Denn das ist mir ja doch ein großes Anliegen. Ich hoffe nur, dass ich auch am Ball bleibe und nicht vergesse, zu üben und dafür zu lernen. Ich habe Angst davor, dass alles beim Alten bleibt, weil ich meinen Hintern nicht hochbekomme, um dafür was zu tun. Dann war alles für die Katz. Ich kenne mich. Dann kommt der Alltag, und die liebe Sabine findet schnell andere Dinge, die grad interessanter sind. Darüber habe ich gerade nachgedacht", seufzt sie. „Das geht mir ähnlich", sagt

Martin skeptisch. „Bei meinem Motto-Ziel ist es ja nicht direkt eine Handlung, die ich in Zukunft verändern möchte, sondern ich beabsichtige damit, weiterhin zufrieden und glücklich auf meiner Station arbeiten zu können."

„Ich kann euch auch diesmal beruhigen", versucht der Seminarleiter empathisch entgegenzuwirken. „Das Zürcher Ressourcen Modell hat für euch noch eine letzte Übung in petto, bevor wir am Ende des Trainings angekommen sind. Wir nennen dieses Thema ‚Mein Haupthindernis'." Fast schon euphorisch fährt der Seminarleiter mit seiner Ausführung fort, um den Teilnehmenden die Angst vor ihrem eigenen Schatten zu nehmen. „Auf der letzten Seite eures Arbeitsmanuskripts findet ihr ein Arbeitsblatt mit der passenden Überschrift. Diese Übung soll zusätzlich dazu beitragen, das Gelernte in den Alltag zu transferieren. Versucht herauszufinden, was euch realistischerweise nach dem ZRM-Training daran hindern könnte, das Gelernte umzusetzen. Versucht, euer Haupthindernis zu ergründen, und zwar mit der folgenden Frage: Nachdem ich den kompletten ZRM-Ressourcenpool gefüllt habe und mir viele gute Vorsätze für die Weiterarbeit nach dem Seminar gemacht habe – was könnte mich jetzt noch daran hindern, meine Absicht in die Tat umzusetzen?

Bei dir, Sabine, vielleicht der Alltag, die Ablenkung beziehungsweise deine ‚Faulheit', wie du es genannt hast. Oder bei dir, Martin, die Anstrengung, deine Motivation aufrechtzuerhalten. Es könnte bei dem einen oder anderen auch der Chef, fehlende Übungszeit, das Nichteinrichten und Nichtbesorgen von Erinnerungshilfen oder gar Scham sein. Schaut mal ganz ehrlich bei euch selbst, was euch jetzt noch an der Umsetzung hindern könnte."

Nachdem die Teilnehmenden ihr Haupthindernis auf dem Arbeitsblatt notiert haben, teilt sie der Seminarleiter in zwei Dreiergruppe auf: Gruppe A und Gruppe B. Einer aus Gruppe A sucht sich einen aus Gruppe B als Partner für die erste Speed-Ideenkorb-Runde. Die Person aus Gruppe A hat nun eine Minute Zeit, ihr Haupthindernis vorzustellen, und die Person aus Gruppe B spendet der Person aus Gruppe A zwei Minuten Ideen zu ihrem Anliegen. Danach stellt die Person aus Gruppe B ihr Haupthindernis vor, und die Person aus Gruppe A gibt Ideen. Das Ganze wird rotierend wiederholt, so dass jeder drei Ideenkörbe gibt und erhält. Als die heitere und aufmunternde Übung zu Ende ist, sitzen alle Teilnehmenden wieder auf ihrem Platz, und es ist regelrecht spürbar, dass sich die Stimmung durch diese schwungvolle Übung verbessert hat. Als Nächstes bekommen die Teilnehmenden ein wenig Zeit, ihre Ideenkörbe auszuwerten und die wichtigsten Ideen aufzuschreiben. Der Seminarleiter fragt neugierig in die Runde, ob alle damit einverstanden sind, die Ergebnisse auf dem Flipchart festzuhalten, damit sich jeder noch weitere Inspirationen und Lösungsideen einholen kann. Das Ergebnis des Speed-Ideen-Korbs zum Haupthindernis:

Sabines Haupthindernis: Die Faulheit, am Ball zu bleiben. **Lieblingsidee aus dem Ideenkorb:** In meinen Kalender Termine eintragen, an denen ich aktiv an ZRM® und mein Motto-Ziel denke.	**Franzis Haupthindernis:** Vergessen, Erinnerungshilfen zu benutzen. **Lieblingsidee aus dem Ideenkorb:** Mindestens fünf Erinnerungshilfen bis nächsten Freitag besorgen und benutzen.
Annas Haupthindernis: Aus Scham in der Stationsleitersitzung die Sekretärin nicht nach einem Glas Wasser zu fragen. **Lieblingsidee aus dem Ideenkorb:** Handy-Erinnerung einrichten mit Vibrationsalarm und selbst ein Glas stilles Wasser holen.	**Pauls Haupthindernis:** Die Angst, dem Chef von meiner Kündigung zu berichten. **Lieblingsidee aus dem Ideenkorb:** Vor dem Gespräch mit meinem Chef mit Anna als eingeweihte soziale Ressource zu telefonieren, die mir mit meinem Motto-Ziel Mut macht.
Martins Haupthindernis: Die Methode des Zürcher Ressourcen Modells in Frage zu stellen. **Lieblingsidee aus dem Ideenkorb:** Wenn-dann-Plan: Wenn ich merke, dass ich skeptisch werde, dann nehme ich mein Arbeitsmanuskript, schaue mir meine Notizen und Ressourcen an und versuche, mich an dieses tolle Seminar zu erinnern.	**Helmuts Haupthindernis:** Der Alltag holt mich ein, und ich vergesse meine neue Haltung oder mein Motto-Ziel. **Lieblingsidee aus dem Ideenkorb:** Wir Teilnehmer machen eine WhatsApp-Gruppe und erinnern uns wöchentlich gegenseitig.

Quelle: Daniel Oster

„Helmut", beginnt der Seminarleiter, „die Idee mit einer WhatsApp-Gruppe oder dem Austauschen von Handynummern, E-Mail-Adressen und dergleichen ist tatsächlich eine weitere Möglichkeit, den Transfer eurer Absichten in den Alltag zu gewährleisten. Nämlich die Trainingsgruppe als wertvolle Ressource zu nutzen.

Das ist eben eine der Besonderheiten beim Besuch eines ZRM-Seminars: Ihr habt gestern und heute tolle Menschen kennengelernt, die sich in einer ähnlichen Situation wie ihr befinden und die zudem auch noch verstehen, wie es euch mit eurer Situation ergeht. Ich erlebe immer wieder, dass Gruppen nach einem solchen Seminar weiterhin Kontakt halten, um sich zum einen weiterhin zu motivieren, aber auch zum anderen, um sich nach einer erlebten C-Situation Hilfe bei der Herunterregulierung der darauffolgenden negativen Affekte zu holen. Wenn ihr euch als Netzwerk versteht, habt ihr eine weitere sehr kompetente soziale Ressource an eurer Seite, die ihr nutzen könnt. Die Umlernprozesse gelingen erheblich zuverlässiger, wenn sie sozial unterstützt werden.

Ob emotional oder motivational, die Unterstützung ist euch sicher. Wichtig ist aber, dass sich jemand auch als soziale Ressource anbietet. Es sollte freiwillig, aber auch verbindlich sein. Ob als Netzwerk oder als Tandem, die Kontakte untereinander dienen dem Austausch zu den zwischenzeitlich gemachten Erfahrungen mit dem entwickelten Motto-Ziel und zum Umgang mit Erinnerungshilfen. Die Gestaltung dieses Zusammenschlusses bleibt euch überlassen. Es ist lediglich eine weitere Möglichkeit des Praxistransfers."

Sabine und Franzi schauen sich gleichzeitig an, um dem jeweiligen anderen zu signalisieren, dass sie als soziale Ressource jederzeit zur Verfügung stehen. „Ist doch klar", zwinkert und grinst Franzi Sabine an, die unwillkürlich zurücklächelt. Auch die anderen Teilnehmenden verständigen sich auf einen Austausch untereinander. Teilweise über E-Mail, eine WhatsApp-Gruppe wird auch ins Leben gerufen.

Das Ziel erreichen

„Nun bleibt mir gar nicht mehr so viel zu sagen", beginnt der Seminarleiter mit der letzten Einheit. „Wir sind mit unserem Seminar so gut wie am Ende. Wenn es keine Fragen mehr gibt, dann würden wir als Letztes noch die Wichtel- und Reflexionsrunde machen." Dazu blättert er zu seinem letzten Blatt auf dem Flipchart vor, auf dem die Fragen stehen: Wie bin ich zu Trainingsbeginn gestartet? (Mein Bild aus der Bildkartei). Welche Veränderungen gab es im Verlauf des Seminars? (Mein Motto-Ziel und meine Ressourcen). Wo stehe ich jetzt? Und nun die Wichtel-Runde.

Sabine meldet sich und möchte gern als Erste beginnen: „Ich bin ins Training gestartet, weil ich mit meiner Freundin Maren über das Zürcher Ressourcen Modell gesprochen habe und sie mich auf die Idee brachte, hier mitzumachen. Ich habe mir zu Beginn den Bären als Bild ausgesucht, der gemütlich über einem Baumstamm liegt und einen zufriedenen Gesichtsausdruck hat. Der Bär hat für mich etwas Beruhigendes und Selbstsicheres. Er verkörpert im Prinzip meine gewünschte Haltung, nämlich ruhig und entspannt die Dinge einzuschätzen und nach dem Bauchgefühl zu entscheiden. Mein Thema ist, auf mich selbst zu achten und insbesondere auch einmal nein sagen zu können, selbst wenn mal wieder Not am Mann ist. Das Seminar hat mir insofern geholfen, dass ich erkannt habe, dass Selbstmanagement etwas sehr Wichtiges für mich ist und ich daran arbeiten sollte, damit es mir weiterhin gut geht. Mein Motto-Ziel in der aktuellen Version lautet: Ich gönne mir kraftvolle Gelassenheit und tanke entspannte Bärenkräfte. Für mich spiegelt dieser Satz ein absolut wertvolles Gut wider: meine entspannten Bärenkräfte. Ich möchte in Zukunft selbst entscheiden, für was ich meine Bärenkräfte einsetze. Mir ist natürlich klar, dass ich meine Arbeit machen muss. Ich meine, es ist schon klar, dass ich nicht den ganzen Tag lang zu Hause bleiben kann, um Bärenkräfte zu tanken.

Mir ist bewusst geworden, dass ich meine Bärenkräfte für die Arbeit gezielt einsetzen will. Und nicht wie bisher, mich auch noch dafür bedanke, dass ich immer diejenige bin, die gefragt wird. Es ist mir auch viel lieber, wenn die Arbeit gerecht verteilt wird und meine Kollegen auch gefragt werden, wenn es darum geht, dass jemand einspringt. Super finde ich in dem Zusammenhang auch den Einsatz meiner Ressourcen, die mir dabei helfen, mein Motto-Ziel zu verfolgen. Am lustigsten fand ich die Idee von Martin mit dem bärigen Toilettenpapier von Charmin. Das werde ich auf jeden Fall einsetzen. Wo stehe ich also jetzt?", denkt Sabine laut nach. „Also, ich bin heute auf jeden Fall einen erheblichen Schritt weiter als noch gestern Morgen. Ich habe tolle Ideen und super Ressourcen, die mir neue Türen öffnen, um gestärkt weiterhin in meinem Beruf zu arbeiten. Okay, jetzt habe ich genug geredet.

Zum Wichtel: Für mich habe ich eine Bärenfigur gefunden, die ich mir im Wohnzimmer auf die Eckkommode stelle. Und ich habe mich daran erinnert, dass ich noch ein Bild von einem Bären mit einem Lachs in der Pfote habe. Das werde ich mir vergrößern und in das Wohnzimmer hängen. Als Wichtelkind hatte ich die Anna. Anna, für dich habe ich einen Pin mit einem Fischmotiv gefunden. Ich dachte mir, den Pin kannst du dir an die Tasche stecken und mit zur Arbeit nehmen. Damit er dich dann an dein Motto-Ziel erinnert, wenn du ihn brauchst." Sabine überreicht Anna den Pin, und die Teilnehmenden klatschen im Hintergrund Beifall. Da Anna die Beschenkte ist, macht sie als Nächste weiter.

Anna erklärt: „Ich muss schon sagen, am Anfang des Seminars war ich ein wenig skeptisch. Ich habe zwar die Seminarausschreibung in unserem Fortbildungskatalog gelesen, aber zu hundert Prozent überzeugt war ich nicht. Doch das hat sich schnell geändert. Als ich die wissenschaftlichen Hintergründe gestern und heute kennengelernt und das grundlegende Gerüst verstanden hatte, habe ich jeglichen Zweifel abgelegt. Am Anfang habe ich mich einfach auf die Bildwahl eingelassen, und ich wusste wirklich nicht, warum mich dieses Wasser-Bild angesprochen hat. Beim ersten Ideenkorb wurde mir aber relativ schnell mein eigentliches Thema klar. Auch wenn ich mich mit dem Gedanken, dass ich selbstbewusster auftreten möchte, angemeldet habe, habe ich den Zusammenhang zwischen Bild und Wunsch anfangs nicht gesehen. Mein Motto-Ziel nach dem Ideenkorb lautet: Ich lebe meine selbstbewusste Unterwasserstärke und bin ausgeglichen wie ein Anker. Auch jetzt wieder, wenn ich das Motto-Ziel aufsage, bekomme ich Gänsehaut vor Glück. Das passt alles wunderbar. Klasse. Meine Lieblingsressource ist die Unterwasser-Unterwäsche. Da werde ich mir auf jeden Fall etwas Schönes zulegen und mich damit zugleich belohnen. Die konnte ich auf die Schnelle heute Mittag leider noch nicht besorgen, aber sie steht in meiner To-do-Liste. Mir hat das Seminar sehr gut gefallen, vor allem weil nicht nur trockene Theorie, sondern auch viel anwendbare Praxis dabei war. Als Prime habe ich mir selbst diese Ohrringe mit Ankermotiv gekauft, und als Wichtelkind hatte ich den Helmut gezogen. Helmut, für dich habe ich diese alten Wanderschuhe, umfunktioniert zum Blumentopf und bepflanzt mit Bergblumen, gefunden. Als ich heute Mittag daran vorbeilief, dachte ich, mich haut es um – weil die so gut zu dir und deinem Thema passen. Die sollen dich morgens bei Verlassen deiner Wohnung daran erinnern, dass du mit fester Sohle deinen eigenen Weg des Fortschritts gehst."

Helmut springt förmlich von seinem Stuhl auf, um Anna entgegenzugehen. Er bedankt sich mit einer herzlichen Umarmung bei ihr und beginnt nach dem Applaus: „Ich möchte mich grad noch bei Anna für diese tolle Erinnerungshilfe bedanken. Wahnsinn! Okay. Gestern Morgen beim Frühstücken habe ich noch kurz überlegt, ob ich hier anrufen soll, um mich krank zu melden. Ich war mir überhaupt nicht mehr sicher, ob ich wirklich das richtige Seminar ausgewählt habe für meine diesjährige Fortbildung. Ich kann nur sagen, ich bin froh, dass ich hier sein durfte, und ich hätte mir eine Menge entgehen lassen, wenn ich das verpasst hätte. Als du gestern Morgen mit der Entspannungsübung begonnen hast“, Helmut wendet sich dem Seminarleiter zu, „war ich sofort bei dir. Was kann es Schöneres geben, als morgens zu entspannen und sich vollkommen auf sich zu besinnen. Danke dafür. Bei der Bildwahl habe ich mich für die Wanderschuhe auf dem Wanderweg in den Bergen entschieden. Die sind mir direkt ins Auge gesprungen. Ich bin sowieso gerne in den Bergen unterwegs, und aus dem Ideenkorb habe ich mir ein tolles Motto-Ziel geformt: Selbstbewusst und mit fester Sohle gehe ich mutig meinen Weg des Fortschritts und bleibe immer auf meinem Weg.

Mit diesem Bild und meinem Motto-Ziel bin ich guter Dinge, dass ich das schaffen werde. Eben in der Stadt habe ich nach einer Erinnerungshilfe Ausschau gehalten und zuerst nichts gefunden. Erst im zweiten oder dritten Geschäft bin ich dann auf ein paar Laufschuhe gestoßen, die auch noch braun sind und eine wunderbare Patina haben. Also passend zu den Wanderschuhen auf meinem Bild. Ich habe vor, sie dann auf der Arbeit zu tragen, wenn ich im OP-Kalender sehe, dass viele Operationen anstehen – also, wenn ich viel laufen muss. Denn dann habe ich die meisten Zweifel, ob das noch der richtige Beruf für mich ist, obwohl ich wirklich gerne Krankenpfleger bin. Die Schuhe werden mich wohl primen, meinen Weg des Fortschritts zu gehen. Aber ich habe mir noch dazu ein Paar Lederschnürsenkel gekauft, die ich an meinen Rucksack binden werde, damit ich auch an den anderen Tagen geprimt werde.

Die Sabine ist mein Wichtelkind, und für dich, Sabine, habe ich zufällig im gleichen Geschäft, in dem ihr auch ward, ein Prime für dich gefunden. Als ich diese ‚Winnie Puuh Bär‘-Figur gesehen habe, wie sie den Honigtopf umklammert, musste ich an dein Motto-Ziel denken: Gelassenheit gönnen und Bärenkräfte sammeln. Was ich erst gesehen habe, als ich die Figur schon gekauft hatte, ist, dass die Figur innen eine Batterie und ein Lämpchen hat. Da dachte ich mir, du kannst sie auch als Erinnerungshilfe benutzen. Wenn dein Telefon klingelt, dann schaltest du die Figur ein, damit sie während dem Telefonat leuchtet und dich an deine Bärenkräfte erinnert.“ Sabine muss sich zusammenreißen, damit sie nicht anfängt, vor Freude zu weinen. Man sieht, dass sie mit sich kämpft. Sie ist wirklich gerührt. Als Helmut ihr die Figur überreicht, bedankt sie sich herzlich bei ihm.

Da Sabine schon ihr Wichtelkind geschenkt hat, darf sie nun entscheiden, wer weitermacht. Franzi ist an der Reihe: „Ich wusste gar nicht, was auf mich zukommen wird. Sabine hat mich mit hierhergeschleppt, und ich habe mich darauf eingelassen. Ich bin sehr froh, dass ich hier dabei sein durfte, denn ich habe viel über mich gelernt und darüber, wie ich in Zukunft an mir arbeiten möchte. Mein Bild war das Bergmotiv mit dem Bergsteiger auf dem Gipfel, der die Arme hochreißt. Mein Motto-Ziel ist: Ruhig und frei vertraue ich auf meine Seilschaft. Mir ist wichtig, zu Hause abzuschalten, nicht die ganze Zeit an die Arbeit zu denken und zu überlegen, ob ich alles erledigt und dem nachfolgenden Dienst alles gut übergeben habe. Ich denke, mit diesem Bild und meinen Ressourcen habe ich tolle Ergebnisse aus dem Seminar mitgenommen, um mit Zuversicht auf meine ‚Seilschaft' zu vertrauen. Als ich mit Sabine unterwegs war, habe ich im Schaufenster eines Outdoor-Geschäfts diesen roten Karabiner gesehen. Den werde ich an meine Arbeitstasche klippen, um jedes Mal an mein Motto-Ziel erinnert zu werden. Im nächsten Geschäft habe ich dann diese Smiley-Sticker gefunden, die ich für mein Wichtelkind Paul mitgebracht habe. Diese Sticker kannst du dir beliebig aufkleben. Sie sollen dich an deinen lächelnden, zielsicheren Erfolg erinnern. Mir ist sowieso aufgefallen, dass du viel und gerne lachst. Dann passen diese Sticker sicherlich gut zu deinem Ziel."

Paul bedankt sich bei Franzi für die tolle Idee mit den Stickern. Einen klebt er sich direkt auf die Rückseite seines Smartphones. Paul setzt sich wieder auf seinen Stuhl und bedankt sich nicht nur bei Franzi für die Sticker, sondern auch bei den anderen Teilnehmenden für deren Verständnis seiner Situation. „Ich bin auf jeden Fall gespannt, wie es weitergeht", beginnt Paul seine Reflexion. „Nach diesen zwei Tagen habe ich schon irgendwie Lust, weiterzukommen auf meinem Berufsweg. Ich kann mir zwar auch vorstellen, weiter als Altenpfleger zu arbeiten, aber der Reiz, etwas Neues auszuprobieren, ist definitiv größer geworden. Mit meinem Bild – dem Jungen auf dem Steg mit der Angel, an der ein Fisch hängt – habe ich definitiv eine neue Motivation erhalten. Dabei ist mein Motto-Ziel auch eine große Bereicherung: Voller Stolz und lächelnd konzentriere ich mich zielsicher auf meinen Erfolg. In der Stadt habe ich ein Angelgeschäft gefunden. Da ist mir ein Wobbler aufgefallen, der so ähnlich aussieht wie der Fisch auf meinem Bild. Den habe ich dann auch gleich mitgenommen. Meine Idee ist, ihn auf meinen Schreibtisch zu legen und bei Bewerbungen den nötigen Mut zu haben, das Beste von mir zu zeigen. Ich werde auch dankbar das Angebot von Anna annehmen, mich mit der Krankenpflege-Schulleiterin zu treffen, um ihr meine Fragen zu stellen. Martin war mein Wichtelkind, und für dich, Martin, habe ich dieses Vintage-Metallschild mit dem Route 66-Logo gefunden, das du dir aufhängen kannst, damit du unbewusst an dein Motto-Ziel erinnert wirst."

Als Martin an der Reihe ist, sind alle Teilnehmenden ganz still. Martin ist der Letzte aus ihrer Runde und leitet damit auch gleichzeitig das Ende des Seminars ein. Sie würden lieber noch etwas weitermachen, irgendwie haben sie sich aneinander gewöhnt. Martin beginnt seine Reflexion: „Ich habe mir von dem Seminar erhofft, eine Antwort auf meine Situation zu bekommen. Mit der Stelle im Wohnheim, in dem ich gerne arbeite, bin ich sehr zufrieden. Damit das auch weiterhin so bleibt, habe ich mir mit eurer Hilfe folgendes Motto-Ziel erarbeite: Spielend leicht lasse ich meinen Motor mit Zufriedenheit laufen. Mir ist wichtig, dass ich in Zukunft auch weiterhin an meinem Beruf

Spaß habe und dass er mich mit Zufriedenheit erfüllt. Schon während des Seminars habe ich gemerkt, dass es wichtig ist, eine Strategie aufzubauen, mit der ich meine Absicht auch verinnerlichen und die passende Haltung dazu aufbauen kann. Heute Mittag habe ich mir meinen Kindheitstraum erfüllt. Ich habe mir einen 1967er Ford Mustang Fastback gekauft." Martin macht eine kurze Pause, und man sieht den Teilnehmenden an, dass sie etwas verdutzt sind. „Zwar nur im Maßstab 1 zu 18, aber immerhin", lacht Martin herzlich. „Dieses Modellauto soll mich auf meiner Arbeit daran erinnern, dass ich spielend leicht meinen Motor zufriedenstellen kann. Denn die Arbeit gefällt mir wirklich gut. Mit dem Auto bin ich glücklich, und ich werde mit ihm täglich an meine tolle Arbeit und meine innere Haltung dazu erinnert. Da Franzi die einzige ist, die noch kein Wichtelgeschenk bekommen hat, bin wohl ich ihr Wichtel. Und ich habe auch etwas für dich gefunden." Martin schaut zu ihr rüber und nimmt einen größeren Pappkarton aus seinem Rucksack. „Ich habe dir diese Bergsteiger-Playmobil-Männchen besorgt. Die haben schon alles an Ausrüstung für dich dabei. Schau mal hier." Martin zeigt auf den Karton. „Steigeisen, Kletterseil und Bergsteiger-Pickel für die perfekte Bergbesteigung und den sicheren Halt zu Hause. Damit du dich zu Hause sicher auf deine Seilschaft auf der Arbeit verlassen kannst." Martin steht von seinem Stuhl auf und übergibt Franzi die Box mit den Playmobilfiguren. Franzi umarmt Martin und bedankt sich glücklich für das tolle Geschenk.

Da nun alle Teilnehmenden ihre Überlegungen abgeschlossen haben und die Wichtelgeschenke verteilt sind, bleibt dem Seminarleiter nur noch das Schlusswort: „Ich möchte mich bei euch mit großem Applaus bedanken. Und ihr dürft euch selbst für euren Weg und eure Zusammenarbeit tollen Applaus spenden. Belohnung für eine erste A-Situation. Denn ihr habt heute schon Großes geleistet. Mir bleibt nicht mehr viel zu sagen, außer dass ich mich bei euch für dieses Seminar bedanken möchte und dass ich mich freue, euch in einem halben Jahr wiederzusehen – beim Follow-up. Ich nenne diesen Termin auch immer gerne ‚C-Situationen-Börse'. Da geht es darum, dass ihr die Chance bekommt, euch von euren Erlebnissen mit C-Situationen zu erzählen. Mehr dazu dann in einem halben Jahr. Viel Erfolg und gutes Gelingen beim Erreichen eurer Ziele." Mit diesen Worten schließt er das Seminar, und die Teilnehmenden gehen nun ihren eigenen Weg.

Entspannung pur

Chris liegt gemütlich im Garten in einem Strandstuhl und genießt die letzten Sonnenstrahlen des Tages auf seiner Haut. Sabine und Chris haben einen großen und weitläufigen Garten. Nach ihrem letzten Urlaub in Amerika haben sie sich eine kleine Oase der Ruhe in den Garten gebaut. Sie wollten sich die positive Atmosphäre und das erholsame Flair dieses Urlaubs in den Garten holen. Rechts neben der großen Terrassenschiebetür haben sie sich einen kleinen eigenen Strand angelegt. Feinster Sand umrahmt mit großen runden Steinen. Und sie haben auf diesen Strand zwei große Palmen gepflanzt. Unter denen entspannt sich Chris gerade. Sabine sprüht vor Lebensfreude, als sie nach Hause kommt, ist aber auch zugleich ganz schön erschöpft von den letzten zwei Seminartagen. Mit einem Glas Limonade in der Hand legt sie sich neben Chris auf den zweiten Strandstuhl. Als sie ihm von ihrem Tag erzählt und dabei die Strandpalmen vor Augen hat, kommt ihr plötzlich eine Idee: „Chris, wir haben doch noch den Holzstamm im Keller, den wir als Treibgut damals in den USA am Stand gefunden haben. Hast du nicht Lust, ihn für mich zwischen den Palmen aufzustellen? Wir könnten die Ortsschilder von Kanada und Amerika dranhängen. Dann sieht es so aus, als wären es Wegweiser.

Ich habe dir doch eben von den Erinnerungshilfen erzählt, die wir uns heute zugelegt und geschenkt bekommen haben, und dass ich das Bild mit dem Bären vergrößern lassen und aufhängen möchte. Der Stamm mit den Schildern würde mich dann ebenfalls an mein Motto-Ziel erinnern – jedenfalls jedes Mal, wenn ich im Garten bin oder wenn ich rausschaue." Sabine kann nicht anders, sie klatscht bei diesem Gedanken vor Freude in die Hände. Chris ist sofort von ihrer Idee begeistert, auch wenn er noch nicht so richtig verstanden hat, was Sabine mit Zielauslösern und Primes gemeint hat. Außer, dass sie mit diesen Gegenständen an etwas erinnert wird. Aber die Vorstellung, die Schilder von den Urlauben in den USA und in Kanada an den Stamm zu hängen, findet er gut. „Ich habe am Wochenende frei, dann mache ich das für dich", sagt Chris und küsst dabei Sabine auf die Stirn.

Gelassen und glücklich lehnt sich Sabine in dem Strandstuhl zurück und denkt noch kurz an ihre entspannten Bärenkräfte, bevor sie im Stuhl einnickt. Am anderen Ende der Stadt kommt Franzi ebenfalls zur Ruhe. Bei einem kleinen Spaziergang am Wasser verarbeitet sie das Erlebte der letzten Tage. Mittlerweile geht die Sonne unter, die sich im Wasser spiegelt und wahnsinnig tolle glitzernde Bilder auf der Wasseroberfläche erzeugt. Als sie sich auf eine Bank setzt und auf das fast bunte Wasser blickt, denkt sie unwillkürlich an ihre Arbeit am nächsten Tag. Zuerst bemerkt sie es gar nicht. Sie überlegt, was ihr wohl morgen auf der Arbeit begegnen wird. Und welche Kollegen da sein werden. Als sie an ihre Kollegen denkt, fällt ihr direkt ihre Seilschaft ein und dass sie jetzt eigentlich gar nicht an die Arbeit denken möchte.

Sie schnappt sich schnell ihren Karabiner aus dem Rucksack, hält ihn fest in beiden Händen und sagt sich innerlich ihr Motto-Ziel vor: Ruhig und frei vertraue ich auf meine Seilschaft. Überrascht, wie gut das schon funktioniert, hat sie auch direkt schon ein Erlebnis, das sie in ihr A-Situationen-Logbuch schreiben kann. Den Rest des Abends denkt sie nicht mehr an die Arbeit. Sie erinnert sich lieber an die positiven Eindrücke von gestern und heute und freut sich über die tolle Strategie, die sie gelernt hat.

Das Wiedersehen

C-Situationen-Börse

„Ich freue mich, euch wiederzusehen", beginnt der Seminarleiter. „Es sind seit unserem letzten Treffen bereits sechs Monate vergangen. Ich bin gespannt, wie es euch geht und wie es euch mit dem Zürcher Ressourcen Modell und euren Motto-Zielen ergangen ist.

Besonders freut es mich, dass ihr alle zu unserem Follow-up-Termin kommen konntet und nicht einer krank oder verhindert ist. Wir treffen uns heute nochmal, um über die Erfahrungen zu sprechen, die ihr in der Zwischenzeit gemacht habt. Ich nenne diesen Tag auch immer gerne ‚C-Situationen-Börse'. Ihr habt hier die Gelegenheit, euch auszutauschen und Situationen zu teilen. Darüber hinaus werden wir auch wieder als Ideenkorb-Spender zur Verfügung stehen, falls euch eine C-Situation so richtig kalt erwischt hat und ihr noch nicht wisst, wie ihr diese bewältigen könnt. Ich würde vorschlagen, wir legen los. Wer mag beginnen?" Die Teilnehmenden haben sich bereits vor der offiziellen Einführung des Seminarleiters begrüßt und mit Kaffee und Snacks versorgt.

Paul meldet sich, um mit der Runde zu beginnen: „Im Seminar habe ich davon erzählt, dass ich die Möglichkeit hatte, die Krankenpflegeausbildung zu beginnen, mir aber noch unsicher war, da ich meinen Beruf als Altenpfleger dafür hätte aufgeben müssen. Eine Woche nach unserem Seminar habe ich mich mit Frau Amsel, der Krankenpflege-Schulleiterin, getroffen. Sie hat mir den Ablauf der Ausbildung erklärt und mir meine Fragen beantwortet. In meinem Motto-Ziel kommen die Wörter ‚stolz' und ‚lächelnd' vor. Vor dem Termin mit Frau Amsel bin ich den Satz meines Motto-Ziels vom Parkplatz bis ins Krankenhaus ein paar Mal durchgegangen, und anscheinend hat es auch funktioniert. Denn meine Intention war lediglich, Informationen zu der Ausbildung zu bekommen, aber Frau Amsel beantwortete mir nicht nur meine Fragen. Ich bekam auch zwei Wochen später Post, in der ich gefragt wurde, ob ich nicht zu einem Vorstellungsgespräch kommen wolle. Mittlerweile habe ich die Zusage, und am 1. August fängt die Ausbildung für mich an", strahlt Paul voller Begeisterung.

Der Seminarleiter bedankt sich bei Paul für diese tolle Nachricht und gratuliert ihm zur Ausbildungsstelle. Er fragt ihn nach einer C-Situation, in die er im letzten halben Jahr geraten ist. Daraufhin berichtet Paul von seinem Erlebten: „Ein paar Tage nach unserem Seminar, noch vor dem Treffen mit Frau Amsel, hatte ich ein Vorstellungsgespräch in einem Krankenhaus in unserer Nähe. Ich hatte mich auf das Gespräch vorbereitet und an mein Motto-Ziel und meine Primes gedacht. Ich bin konzentriert auf meinen Erfolg ins Gespräch gegangen. Aber im Gespräch selbst wurden mir Fragen gestellt, die ich nicht beantworten konnte. Fragen zur Geschichte der Pflege oder ob ich wüsste, wer Florence Nightingale sei. Ich habe mich total verunsichern lassen und war auf einmal gar nicht mehr voller Stolz – und lächeln konnte ich schon gar nicht. Ich glaube nicht, dass ich den Job deshalb nicht bekommen habe, weil ich die Fragen nicht beantworten konnte, sondern weil ich selbst nicht selbstbewusst und selbstsicher wirkte. In dem Moment ist mir auch nicht eingefallen, dass ich meine Erinnerungshilfe in der Arbeitstasche dabei hatte. Ich war mit der Situation überfordert und konnte nicht motto-ziel-gerecht handeln."

„Hast du denn die Situation für dich reflektiert und dir Strategien überlegt", fragt der Seminarleiter interessiert nach. „Ja, das habe ich", fährt Paul fort, „eins habe ich schon angesprochen. Ich hatte zwar eine Erinnerungshilfe dabei – eine Zielflagge von Lego. Aber ich hatte sie in der Arbeitstasche und nicht in der Hosentasche, wo ich durch ihren Druck unbewusst an sie und mein Motto-Ziel erinnert worden wäre. Als Vorläufersignal habe ich gemerkt, dass ich für diesen Tag nicht auf die richtige Weise vorbereitet war. Daher habe ich mir für die nächsten Bewerbungsgespräche einen Wenn-dann-Plan gezimmert: Wenn ich ein Vorstellungsgespräch habe, dann bereite ich mich auf mögliche Fragen vor und trage meine Erinnerungshilfen in der Hosentasche. Als ich dann das Vorstellungsgespräch mit Frau Amsel hatte, konnte ich alles gut umsetzen, und mein Motto-Ziel war ständig präsent."

„Vielen Dank", gibt der Seminarleiter an Paul zurück und weist die Teilnehmenden auf ein Arbeitsblatt in ihrem Manuskript für das Sammeln von C-Situationen hin: „Auf dieser Seite könnt ihr sowohl die Situationen eintragen, die ihr selbst erlebt habt, als auch diejenigen, von denen ihr heute hier erfahrt. Damit habt ihr zumindest schon mal von solchen Situationen gehört. Was bedeutet das für euch? Diese C-Situationen, von denen ihr heute erzählt bekommt, sind nicht mehr unvorhersehbar. Es gibt Menschen, die diese Situationen schon einmal erlebt und die eine mögliche Strategie dazu aufgebaut haben. Ihr habt somit für euch die Chance, diese Situationen zu planen. Wer möchte fortsetzen?" „Also, ich hatte auch schon eine C-Situation im letzten Halbjahr", beginnt Martin. „Mein Motto-Ziel, spielend leicht den Motor laufen zu lassen, hat nicht ganz geklappt. Prinzipiell habe ich mich auf meiner Arbeitsstelle sehr wohl gefühlt, und das sollte auch so bleiben. Anfangs hat auch alles gut funktioniert, und mein Motto-Ziel begleitete mich jeden Tag zur Arbeit. Doch vor knapp drei Monaten ist mein Wohnbereichsleiter plötzlich verstorben, und wir bekamen einen neuen aus einem Nachbarhaus.

Nicht im Traum hätte ich gedacht, dass Erik mit 45 Jahren beim Joggen tot umfällt. Das war eine Situation, die mich absolut kalt erwischt hat. Jetzt ist ein neuer Kollege auf seinem Posten, und ich komme mit ihm gar nicht zurecht. Ich habe auch noch keine wirkliche Idee, wie ich mit meinem Motto-Ziel arbeiten soll. Denn spielend leicht ist es nun nicht mehr. Könnt ihr mir da helfen?", fragt er die Runde. Der Seminarleiter antwortet auf seine Frage: „Es gibt zwei Möglichkeiten. Wir sprechen beim Zürcher Ressourcen Modell von ‚Selbstmanagement'. Heißt, entweder wir helfen dir dabei zu schauen, wie du dich in der neuen Umgebung mit deinem Motto-Ziel zurechtfindest, oder die Situation hat sich so stark verändert, dass dein Motto-Ziel an die neue Situation angepasst werden muss. Was ist es denn genau, was dich an deiner Zufriedenheit hindert? Ist es der neue Wohnbereichsleiter, und siehst du ihn jeden Tag?" „Ja genau", sagt Martin. „Wenn ich weiß, dass wir einen gemeinsamen Termin haben, zum Beispiel Urlaubsbesprechung, dann spüre ich großen Unwillen in mir." „Aber das ist doch ein Vorläufersignal", wendet Helmut ein. Der Seminarleiter greift den Zwischenruf von Helmut auf: „Im Prinzip ist der neue Wohnbereichsleiter dein Vorläufersignal. Jetzt könntest du schauen, ob du für diese Situation eine Strategie planst. Etwa so: Wenn ich eine Besprechung mit X habe, dann mache ich Y und erinnere mich an mein Motto-Ziel. Ist das okay?" „Ja klar, daran habe ich nicht gedacht", sagt Martin erfreut. „Ich war ständig damit beschäftigt zu überlegen, wie ich die Gesamtsituation bewältige. Aber das muss ich gar nicht, wenn ich nur diesen einen Faktor beherrsche. Im Prinzip kann ich diese schwierige Situation als eine B-Situation betrachten und sie so planen. Vielen Dank."

Als Nächste meldet sich Anna: „Ich bin super froh darüber, dass ich an dem Seminar teilgenommen habe. Meine Aufgabe war, von erfahreneren Kollegen mehr wertgeschätzt zu werden und mich in Sitzungen selbstbewusster und selbstbestimmter zu artikulieren. Das hat soweit immer gut geklappt, bis auf dieses eine Mal. Ich saß in der Direktorenkonferenz, zu der alle Stationsleitungen eingeladen waren. Das allein war für mich schon eine B-Situation mit Schwierigkeitsgrad 70. Aber ich habe mich darauf vorbereitet und bin mit Erinnerungshilfen und Primes in die Sitzung gegangen. Natürlich hatte ich meine Unterwasser-Unterwäsche an", lacht sie und wirft Sabine einen zwinkernden Blick zu. „Und ich hatte auch ein Glas stilles Wasser dabei. Während der Sitzung sollte ich die Zahlen unserer Station vorstellen, und ich wollte noch schnell einen Schluck trinken, um mein neuronales Netz aufzurufen.

Dabei hat meine Hand aber so stark vor Aufregung gezittert, dass ich das Glas Wasser umgekippt habe. Dann war es vorbei. Mit dieser Situation war ich so überfordert, dass ich die Zahlen nur noch stotternd rausbekam. Das war ganz schön peinlich. Aber für das nächste Mal weiß ich jetzt, dass ich entweder früher oder nach meinem Einsatz einen Schluck trinke. Die Vorläufersignale, die ich selbst beobachten konnte, waren schwitzende Hände und ein schneller Puls. Wenn ich das bemerke, dann sage ich mir: Wenn ich merke, dass mein Körper mit Aufregung reagiert, dann greife ich zu meinem Prime und beruhige mich mit meinem Motto-Ziel. Ja, das klappt ganz gut. Ich habe es schon ausprobieren müssen, oder soll ich lieber sagen ‚dürfen'? Mir hat es jedenfalls geholfen." „Das freut mich sehr, Anna", lobt sie der Seminarleiter, und er sieht, wie sich die Teilnehmenden dazu Notizen in ihr Arbeitsheft machen.

Er fragt Helmut, ob er weitermachen möchte. „Also, ich habe eigentlich keine C-Situation erlebt", sagt Helmut leise. „Ich bin mit meinem Motto-Ziel voll zufrieden, und bis jetzt hat sich noch keine Situation als so schwierig herausgestellt, dass es mal nicht gewirkt hat. Es gab zwar Situationen, die herausfordernd waren, aber immer noch so, dass ich sie mit meiner Art gut bewältigt bekam. Und trotzdem schreibe ich heute fleißig mit. Das kann für mich nur hilfreich sein. So habe ich direkt eine Taktik zur Verfügung, wenn es mich erwischt. Vielen Dank an alle“, beendet Helmut seine Ausführung. „Okay, danke Helmut. Dann wünsche ich dir weiterhin so gutes Gelingen“, sagt der Seminarleiter.

Er schaut sich weiter im Raum um und bittet Franzi, ihre C-Situation vorzustellen. Franzi: „Am Anfang habe ich immer gedacht, ich hätte alles im Griff. Aber ich musste feststellen, dass ich an manchen Tagen immer noch nach Hause kam und an die Arbeit denken musste. Ständig wieder die Fragen, die ich sonst immer hatte: Habe ich alles erledigt? Habe ich bei der Übergabe alles Wichtige gesagt? Habe ich die Medikamente bereitgestellt? Und so weiter. Ich saß dann zu Hause auf der Couch und konnte ungefähr eine halbe Stunde nichts Anderes machen. Auch wenn ich zwischenzeitig an mein Motto-Ziel erinnert wurde. Prinzipiell lief es bei mir genau so wie im ZRM-Ablaufmodell ab. Ich konnte mich aus meinen Gedanken immer früher befreien, bis ich mich hingesetzt und nach Vorläufersignalen geschaut habe. Was ist in den Diensten passiert, wenn ich mir zu Hause Gedanken gemacht habe? Und ich habe gemerkt, dass es jedes Mal nicht der Dienst, sondern meine Kollegin Karola war. Karola ist eine junge Kollegin, die noch nicht so lange bei uns im Team ist. Sie wirkt auf mich manchmal etwas unbeholfen. Das war für mich ein Auslöser dafür, dass ich meinen Anspruch an meine Arbeit noch höher ansetzte. Eigentlich brauche ich das aber nicht, denn Karola macht ihre Arbeit gut – nur eben etwas unbeholfen. Jetzt ist für mich klar, dass ich mich mit einem Wenn-dann-Plan und Erinnerungshilfen eindecke, wenn ich die Schicht an Karola abgebe. Das funktioniert immer besser. Dadurch hat sich sogar mein Verhältnis zu ihr verbessert, denn ich vertraue ihr jetzt mehr“, grinst Franzi zufrieden.

Als Letzte darf nun auch Sabine ihre C-Situation vorstellen. Sabine erzählt davon, dass es ihr jetzt leichter fällt, am Telefon nein zu sagen, als vor dem Seminarbesuch. Doch eine Situation gab es, die sie erzählen kann: „Ich kam grad vom Einkaufen zurück. Ich hatte noch die Einkaufstüten in den Händen, als das Telefon klingelte. An dem Tag hatte es geregnet, und ich war klitschnass. Ich legte die Tüten ab und rannte zum Telefon. Ohne auf die Nummer zu schauen, nahm ich ab und musste feststellen, dass es mal wieder der Anruf zum Einspringen war.

Es ging um einen Wochenendtausch. Ich willigte ein, da ich mich auf das Telefonat nicht hatte vorbereiten können. Keine Primes, die sind schließlich im Wohnzimmer, und mein Motto-Ziel war mir auch nicht präsent – ich stand da, vom Regen begossen und mit negativen Affekten geplagt. Denn erst nach dem Telefonat ist mir eingefallen, dass ich genau an diesem Wochenende auf den Geburtstag einer Freundin eingeladen war. Zum Glück hatte ich dann am Samstag Frühdienst und am Sonntag Spätdienst. Aber ihr wisst selbst, wie das ist mit abends feiern und am nächsten Tag arbeiten. So richtig entspannt ist man dann nicht auf der Feier. Für mich ist das Vorläufersignal klar: Stress. Wenn ich merke, dass ich gestresst bin, und das Telefon klingelt, dann atme ich erst tief durch und schaue auf die Nummer. Wenn bis dahin der Anrufer aufgelegt hat, dann kann ich immer noch zurückrufen. Ich habe damit schon gute Erfahrungen gemacht. Wenn ich im Wohnzimmer telefoniere, bin ich ausreichend geprimt. Dann kann ich viel besser nachdenken und beim Diensttausch auch auf meine Wünsche und Bedürfnisse achten. Damit geht es mir viel besser. Und in den Diensten, in denen ich jetzt einspringe, fühle ich mich auch wohler, denn das sind Dienste, die mit meinem Unbewussten abgesprochen sind. Wie sagt man: Win-win-Situation?!“

Gut zu wissen …

Nutzen für die Pflegekräfte

Die Bedeutung eines Selbstmanagement-Seminars wird in einer Geschichte von Jorge Bucay mit einem sehr schönen Bild erklärt. Ein junger Holzfäller fällt an seinem ersten Arbeitstag achtzehn Bäume. An den folgenden Tagen werden es immer weniger Bäume, aber der Holzfäller kann sich nicht erklären warum. Er arbeitet so fleißig und gewissenhaft wie zuvor. Dennoch schafft er nach ein paar Tagen nicht mal mehr einen einzigen Baum am Tag. Als sein Chef ihn fragt, wann er denn zuletzt seine Säge geschärft habe, antwortete der Holzfäller – gar nicht. Denn dafür hatte er keine Zeit, er musste schließlich Bäume fällen.

Durch ein Seminar mit dem Zürcher Ressourcen Modell erleben die Teilnehmenden, welche Ressourcen, Potenziale und Stärken sie besitzen. Sie klären zuerst auf individueller Ebene, was für sie als Pflegefachkraft besonders wichtig ist, und lernen eine neue, ressourcenorientierte Art des Selbstmanagements kennen. Dadurch fokussieren sie ihre Bedürfnisse, um weiterhin mit Energie, Leidenschaft und Motivation im Beruf agieren zu können. Durch die Entwicklung eines persönlichen Motto-Ziels erkennen die Teilnehmenden die Wichtigkeit, Ziele mit der inneren Haltung – mit ihrem persönlichen Warum – abzustimmen und den inneren Schweinehund mit ins Boot zu nehmen, um ihre Ziele auch langfristig zu erreichen. Heißt, die Teilenehmenden formulieren ihr Ziel so, dass dieses von ihrer Gesamtpersönlichkeit getragen wird. Durch die konkrete Planung von Strategien im Arbeitsalltag erweitern die Teilnehmenden ihr Handlungs- und Entscheidungsrepertoire, das besonders in belastenden und stressigen Situationen genutzt werden kann.

Menschen, die regelmäßig Aufgaben meistern, steigern den Glauben an sich selbst und die eigene Lösungskompetenz. Dadurch erhöht sich ihre Resilienz (vgl. Purps-Pardigol, 2015, S. 156). Durch die Transfersicherung im Seminar sind die Teilnehmenden gut vorbereitet, so dass die Umsetzung des Motto-Ziels in den Alltag gewährleistet ist.

Nutzen für die Einrichtung

Das Zürcher Ressourcen Modell wird in verschiedenen Varianten angeboten. Neben einem klassischen offenen Seminarangebot (wie in diesem Buch beschrieben) werden auch Inhouse-Veranstaltungen durchgeführt. So kann sich der Seminarleiter/die Seminarleiterin an die spezifischen Herausforderungen und Aufgaben im Haus anpassen und darauf eingehen. Es werden Selbstmanagement-Seminare angeboten, in denen jeder einzelne Teilnehmende ein individuelles Motto-Ziel erarbeiten kann. Außerdem gibt es Seminarangebote zum Thema Team-Training mit dem Zürcher Ressourcen Modell. Dabei liegt das Ziel immer auf der Verbesserung des Wir-Gefühls. Die Teilnehmenden arbeiten offen an einem gemeinsamen Dialog und Thema, von dem aus der Mitarbeitende und die Vorgesetzten eine gemeinsame Richtung einschlagen. Ähnlich wie in Management-by-Prozessen, beispielsweise im Management-by-Objectives-Modell, werden Ziele der Mitarbeitenden mit den Zielen des Unternehmens auf der Haltungsebene formuliert und verbunden. Zielvereinbarungen der Mitarbeitenden führen zu mehr Motivation – aber auch zu Demotivation, wenn die Ziele eben nicht mit der inneren Haltung abgestimmt sind.

In den Seminaren des Zürcher Ressourcen Modells besteht die Möglichkeit, Entscheidungen, die nicht rational schlüssig dargelegt werden können, zu bestärken. Das Erlernen einer lustvollen Methode, um gemeinsame Ziele zu erarbeiten und schließlich auch zu erreichen, ist für viele Unternehmen und Mitarbeitende eine neue Erfahrung und eine Bereicherung. In den Seminaren setzten sich die Teilnehmenden mit den eigenen bewussten und unbewussten Bedürfnissen auseinander und entwickeln ihre eigenen Ressourcen zur ihrem Thema. Durch die Bewusstmachung auch von unbewussten Bedürfnissen, die Erarbeitung einer Zielorientierung und die Formulierung eines Motto-Ziels erhöht sich die Motivation (intrinsisch wie extrinsisch), dieses Ziel erreichen zu wollen. Das Goal-Commitment ist um ein Vielfaches höher (vgl. Storch, 2011, S. 185–207). Durch die Vorbereitung bevorstehender Situationen und die Erarbeitung einer Strategie können die Ergebnisse im Alltag erfolgreich und konkret umgesetzt und gegebenenfalls mit SMART-Zielen oder Aktionsplänen festgehalten werden.

Zusätzliche Personalkosten für Rekrutierung wegen Fluktuation von Mitarbeitenden lassen sich einsparen, da die Mitarbeitenden eine größere Wertschätzung durch den Arbeitgeber erfahren, was wiederum zu einer erhöhten Verbundenheit mit der Einrichtung führt. Das Risiko, gute Mitarbeitende wegen Unzufriedenheit zu verlieren, nimmt ebenfalls ab (vgl. Diedrichs, 2012, S. 67f.). Mitarbeitende, die in ihrer Einrichtung ihre eigenen Interessen und Ziele mitgestalten können, entwickeln ihre Fähigkeiten stetig weiter. Durch das Vertrauen in die eigenen Mitarbeitenden wachsen deren Kompetenz und Stressresilienz. Einrichtungen, die Verantwortung an ihre Mitarbeitenden abgeben und sie selbstständig das tun lassen, was sie wirklich wollen, haben ein größeres Vertrauen in sie. Das wiederum wird von den Mitarbeitenden wertgeschätzt und trägt zu deren Zufriedenheit bei (vgl. Purps-Pardigol, 2015, S. 93f.).

O-Töne – Pflegekräfte berichten von ihren Erfahrungen mit dem Zürcher Ressourcen Modell

Liane M. (54 Jahre)

Ich bin ganz unvorbereitet in dieses Seminar gegangen. Und mit viel Wissen und einem angenehmen, gestärkten Gefühl rausgegangen. Ich habe in diesem Seminar meine Bedürfnisse viel besser kennengelernt. Konnte ein Motto-Ziel bestimmen und dieses jetzt voll und ganz umsetzen. Durch die aufgezeigten Methoden zur Selbstmotivation kenne ich meinen Weg. In diesem Seminar habe ich gemerkt, wo meine Stärken und Ressourcen sind. Ich habe gelernt, mich selbst zu ändern, anstatt zu versauern! Ich gehe seit dem Seminar wieder mit mehr Freude zur Arbeit, denn jeder Arbeitstag ist ein Tag meines Lebens, und den will ich auf keinen Fall unglücklich erleben. Ich halte den Blick für die erfreulicheren Dinge des Tages offen und reagiere auf „Negatives" mit mehr Gelassenheit. „Viel schöner ist es, wenn du lachst, als wenn du eine Schnute machst ..." So biete ich eine heitere Atmosphäre und trage zu einem guten Gelingen mit meinem Team und für die Bewohner bei. Das Genörgel von meinen Kollegen („Oh, wie sollen wir das alles schaffen", „Schon wieder knapp besetzt") lasse ich nicht mehr an mich ran, sondern sage: „Komm, nimm alles ein bisschen leichter, dann läuft es doch genauso gut" – das motiviert mich. Und ich fühle mich glücklich und zufrieden dabei.

Karl-Heinz L. (62 Jahre)

Eine einmalige Erfahrung. Das Zürcher Ressourcen Modell ist für alle, die beruflich in sozialen Einrichtungen unterwegs sind, ein unglaublicher Gewinn – anspruchsvoll und nachhaltig. Mit Leichtigkeit, Freude und Begeisterung habe ich eigene Ziele entwickelt, die mich noch heute (nach drei Jahren) beflügeln. Die Weiterbildung selbst ist von Anfang bis Ende eine spannende und anregende Weiterbildungsreise, die mich vom ersten Moment an begeistert hat. Die Erfahrungen sind sofort einsetzbar. Ein ideales Konzept für alle, die in ihrer Entwicklung weiterkommen wollen.

Mareike S. (28 Jahre)

Im Bereich Coaching und insbesondere bezogen auf ZRM® hatte ich noch keinerlei Erfahrungen gesammelt. Vielmehr war ich der Meinung, dass solche

Seminare ein netter Zeitvertreib seien, aber kaum wirkliche Veränderungen bewirken könnten. Ich hatte zwar schon von Kollegen gehört, dass das ZRM® gut sei, wollte mir aber lieber ein eigenes Urteil bilden.
Als ich von einem geplanten ZRM-Seminar in meiner Nähe erfahren und mich über den Seminarleiter informiert hatte, habe ich mich entschieden, mich dort anzumelden, aus Neugier und ohne zu wissen, was genau auf mich zukommt. Für alle, die eine ähnliche Einstellung (wie ich zu diesem Zeitpunkt) haben und auch Zweifel haben, ob solche Seminare überhaupt etwas bringen, kann ich an dieser Stelle nur sagen: Ja, ein ZRM-Seminar bewegt etwas in einem, und das, obwohl ich es in meinem Fall eigentlich nicht für möglich gehalten hätte, dass solche positiven Veränderungen hierdurch möglich sein könnten.
Der in meinen Augen interessanteste Punkt war, dass die Bearbeitung oder Veränderung meiner inneren Einstellung in dem Seminar nur zum Teil bewusst stattgefunden hat. Selbst wenn ich damals noch der lockeren Meinung war, ich sollte mal in Ruhe abwarten, was daraus werden würde. Tatsächlich habe ich mich kurz nach dem Seminar mit meinen Kollegen unterhalten, und wir haben uns gegenseitig die Frage gestellt: Und? Wie hast du es gefunden? Wir antworteten mit „interessant", aber wussten nicht, was wir davon halten oder mitnehmen sollten, außer dem Besprochenen.
Heute würde ich etwas komplett anderes über die Auswirkung des Seminars sagen. Für alle, die noch nie an einem solchen Seminar teilgenommen haben oder auch Zweifel an diesem Modell haben, kann ich sagen (vielleicht gerade, weil ich damals ebenfalls absolut kritisch war): Mein Leben hat sich mit dem Seminar verändert, ohne dass ich danach seinen Inhalt ständig bewusst im Kopf hatte. Ich bin lockerer und entspannter. Und ich bin sehr dankbar, dieses Seminar erlebt zu haben. Ohne zu übertreiben – es veränderte mein Leben zum Besseren beziehungsweise meine eigene Lebenseinstellung, und das sage sogar ich, die normalerweise in solchen Dingen durchaus sehr kritisch ist.

Peter W. (52 Jahre)

Ich muss zugeben, dass ich zum Zeitpunkt meiner Anmeldung für das Zürcher Ressourcen Modell diesem keine besondere Bedeutung zugestanden habe, geschweige denn wusste, was das überhaupt ist. Ich haben mich eher „Just for fun" zu dem Seminar angemeldet, um einmal ein solches Seminar mitzuerleben und um mir ein Bild über eine solche Art des Coachings machen zu können. Der Seminarleiter hat mich und die anderen Teilnehmenden durch Kompetenz und seine persönliche Art toll mitgenommen und uns stets ein vertrautes Gefühl gegeben.
Das war sehr wichtig für die Zusammenarbeit mit uns im Seminar, da sehr tiefe Empfindungen, Einstellungen oder Gefühle zum Thema gemacht wurden. Weder meine Kollegen noch ich hätten persönlich geglaubt, dass ein solches

Seminar eine solche Auswirkung auf uns haben könnte. Diese positiven Auswirkungen auch des unglaublich intensiven und vertrauten Coachings, trotz einer Gruppe von zirka 15 Kollegen, kann ich gar nicht richtig erklären, weil sie vollkommen unterbewusst abgelaufen sind. Unsere Ziele, die jeder im Seminar für sich persönlich erarbeitet hat, sind im Nachhinein regelrecht aufgeblüht und schon jetzt zu großen Teilen erreicht worden. Das Seminar hat eine Kraft, die im ersten Moment vollkommen unterschätzt wird – auch von uns.

Raphael S. (30 Jahre)
Das Besondere am Zürcher Ressourcen Modell ist, dass ich hier keinen Frontalunterricht erlebe, sondern durch interessante Methoden herausfinde, was ich wirklich möchte und wie ich es umsetzen kann. Unter anderem mit eigenen Ressourcen und mit Ressourcen, die mich bei der Erreichung meines Ziels unterstützen. Gerade zur Selbstmotivation sowie mit der Motivation im Team kann es die Pflegekraft selbst, aber auch die Personalabteilung gut einsetzen. Ich kann das ZRM® definitiv weiterempfehlen, insbesondere deshalb, weil es sich hierbei um ein nachhaltiges Seminar mit Workshop-Charakter handelt. Keine verschwendete Zeit! Ich nehme nachhaltige Instrumente und Werkzeuge mit, die mich an mein Ziel, meinen Wunsch und somit an das Wesentliche erinnern. So fokussiere ich mich immer wieder darauf, wenn ich einmal von diesen abweiche.

Anja W. (27 Jahre)
Besonders beeindruckt hat mich am Seminar die Tatsache, dass mein Kopf am Anfang skeptisch war, aber mich mein Bauch auf eine positive Art überzeugt hat. Als Pflegekraft kann ich nun meine eigenen Ressourcen besser managen. Ich spüre meine Grenzen deutlicher, und meine Energie verwende ich fortan nur noch auf belohnende Ziele, anstatt sie durch Stress und negative Gedankenverläufe zu verpulvern.
Im Seminar bin ich auf interessante Leute gestoßen, und ich finde das Modell an sich sehr spannend, so dass ich auf jeden Fall froh bin, teilgenommen zu haben. Aus dem Seminar nehme ich mit, dass ich Neuem gegenüber aufgeschlossener sein werde und allem eine Chance gebe.

Anhand der im Buch beschrieben Charaktere haben Sie gesehen, wie Sie das Zürcher Ressourcen Modell als Pflegekraft dabei unterstützen kann, Ihr Selbstmanagement in die Hand zu nehmen. Nun können Sie loslegen und Ihr ganz eigenes Motto-Ziel ressourcenaktivierend kreieren, sich mit Primes und Erinnerungshilfen zu Hause und am Arbeitsplatz eindecken und Wenn-dann-Pläne aufschreiben.

Ich wünsche Ihnen dabei viel Freude und Erfolg.
Daniel Oster

Das Zürcher Ressourcen Modell im Internet

Das Zürcher Ressourcen Modell
www.zrm.ch und www.ismz.ch

Link zu den Arbeitsblättern
www.zrm.ch/Downloads.html

ZRM® für Pflegende
www.daniel-oster.com

Literaturverzeichnis

Bucay, J. (2008). Komm, ich erzähl dir eine Geschichte. Frankfurt/Main: Fischer Verlag.

Damasio, A. (2013). Selbst ist der Mensch. Körper, Geist und die Entstehung des menschlichen Bewusstseins. München: Siedler.

Damasio, A. (2003). Ich fühle, also bin ich. Die Entstehung des Bewusstseins (4. Aufl.). München: List.

Diedrichs, A., Krüsi, D. & Storch, M. (2012). Durchstarten mit dem neuen Team. Aufbau einer ressourcenorientierten Zusammenarbeit mit Verstand und Unbewusstem. Bern: Hans Huber.

Eilers, G. & Storch, M. (2016). Dolce Vita mit Diabetes. Ein genussvoller Leitfaden für den Umgang mit Diabetes. Bern: Hogrefe.

Grauwiler, D. (2016). Selbstmanagement im Job. Berufliches Wohlbefinden. Bern: Hogrefe.

Holland, R.W., Hendriks, M. & Aarts H. (2005). Smells like clean spirit. Nonconscious effects of scent on cognition and behavior. American Psychological Society, 16 (9), 689–693.

Kahneman, D. (2012). Schnelles Denken, langsames Denken. München: Siedler.

Krause, F. & Storch, M. (2017). Ressourcen aktivieren mit dem Unbewussten. Die ZRM-Bildkartei. Bern: Hogrefe.

Krause, F. & Storch, M. (2010). Ressourcen aktivieren mit dem Unbewussten. Manual für die Arbeit mit der ZRM-Bildkartei. Bern: Hans Huber.

LeDoux, J. (2000). Emotion circuits in the brain. Annual Review in Neuroscience, 23, 155–184.

Maaß, E. & Ritschl, K. (2011). Die Sprache der Motivation. Wie Sie Menschen bewegen: die Kraft der Motivations-Profile. Berlin: Verlag für Integrale Weiterbildung.

Purps-Pardigol, S. (2015). Führen mit Hirn. Mitarbeiter begeistern und Unternehmenserfolg steigern. Frankfurt/Main: Campus.

Schweiger Gallo, I., Keil, A., McCulloch, K.C., Rockstroh, B. & Gollwitzer, P.M. (2009). Strategic automation of emotion regulation. Journal of Personality and Social Psychology, 96, 11–13.

Sommerauer, K. & Meier, R. (2015). Ein guter Kapitän zeigt sich im Sturm. Krisenkompetenz für Führungskräfte. Bern: Hogrefe.

Stajkovic, C., Locke, E. A. & Blair, E. S. (2006). A first examination of the relationship between primed subconscious goals, assigned conscious goals, and task performance. Journal of Applied Psychology, 91 (5), 1172–1180.

Storch, J., Morgenegg, C., Storch, M. & Kuhl, J. (2016). Ich blicks. Verstehe dich und handle gezielt. Bern: Hans Huber.

Storch, J. & Weber, J. (2013). Wolf packt La(h)ma. Wie Sie die Dinge zügig anpacken und konsequent erledigen. Bern: Hans Huber.

Storch, J. & Weber, J. (2012). Tigerblick trifft Himbeerlächeln. Wie Ihnen das Unbewusste dabei hilft, lustvoll zu flirten. Bern: Hans Huber.

Storch, M. & Krause, F. (2014). Selbstmanagement – ressourcenorientiert. Grundlagen und Trainingsmanual für die Arbeit mit dem Zürcher Ressourcen Modell (ZRM®) (5. Aufl.). Bern: Hans Huber.

Storch, M. (2014). Das Geheimnis kluger Entscheidungen. Von Bauchgefühl und Körpersignalen (7. Aufl.). München: Piper.

Storch, M. (2011). Motto-Ziele, S.M.A.R.T.-Ziele und Motivation. In Birgmeier, B. (Hrsg.), Coachingwissen. Ansätze, Betrachtungen, Konzepte und Entwürfe zur Theorie- und Wissenschaftsorientierung im Coaching (2. Aufl.) (S. 185–207). Wiesbaden: VS.

Storch, M. (2010). Machen Sie doch, was Sie wollen! Wie ein Strudelwurm den Weg zu Zufriedenheit und Freiheit zeigt. Bern: Hans Huber.

Weber, J. (2013). Turning Duty into Joy! Optimierung der Selbstregulation durch Motto-Ziele. Dissertation, Lehrstuhl für Differentielle Psychologie und Persönlichkeitsforschung, Universität Osnabrück.

Internetquellen

Paff, H. (2008). Pflegebedürftige heute und in Zukunft. https://www.destatis.de/DE/Publikationen/STATmagazin/Soziales/2008_11/2008_11Pflegebeduerftige.html (letzter Zugriff: 01.06.2017).

Rottländer, R. (2017). Knapp 2,9 Millionen Pflegebedürftige im Dezember 2015. https://www.destatis.de/DE/PresseService/Presse/Pressemitteilungen/2017/01/PD17_017_224.html (letzter Zugriff: 01.06.2017).

Statistisches Bundesamt (2009). Bevölkerung Deutschlands bis 2060. 12. koordinierte Bevölkerungsvorausberechnung, 5. https://www.destatis.de/DE/Publikationen/Thematisch/Bevoelkerung/VorausberechnungBevoelkerung/BevoelkerungDeutschland2060Presse5124204099004.pdf?__blob=publicationFile (letzter Zugriff: 01.06.2017).

Über den Autor

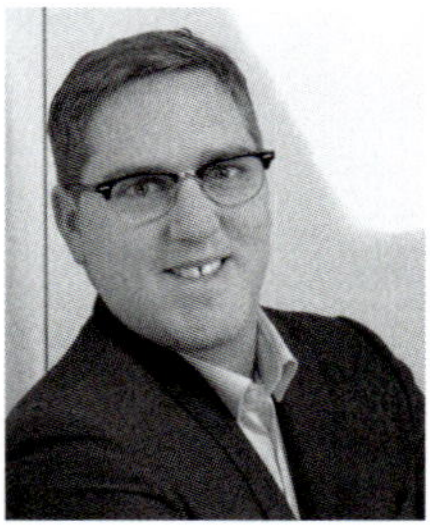

Daniel Oster, geb. 1987, lebt in Koblenz. Er ist B.A. Soziale Arbeit, Gesundheits- u. Krankenpfleger, Rettungsassistent, zertifizierter Business Coach und zertifizierter ZRM®-Trainer. Als Coach und Trainer unterstützt und begleitet er Menschen (beruflich wie privat) auf ihrem individuellen Weg zum Ziel. Die Kombination aus Gesundheits- u. Krankenpfleger und ZRM®-Trainer begeisterte ihn so sehr, dass er beide Bereiche miteinander verknüpfte und dieses Buch – sowie tolle Seminare und Vorträge (Keynotes) – daraus entstanden sind. Seine Arbeitsschwerpunkte sind Teamentwicklung, Selbstmanagementtraining und die Arbeit mit Ressourcen und somatischen Markern in Unternehmen. Weiterführende Informationen zu Daniel Oster, seiner Arbeit und ZRM-Seminare für Pflegekräfte finden Sie hier:

Web: www.daniel-oster.com
Facebook: https://www.facebook.com/DanielOsterTrainingCoaching/
xing: https://www.xing.com/profile/Daniel_Oster13

Kontakt

E-Mail: info@daniel-oster.com

Sachwortregister

A

B

C

D

E

F